診療室からシームレスにかかわり続ける

全国10医院の歯科訪問診療

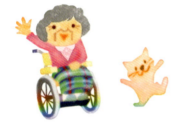
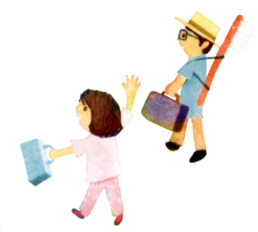

編著
米山 武義

執筆

一瀬 隆子	小玉 剛	恒石 美登里	花形 哲夫	吉弘 幸
大木 はるみ	近藤 匡晴	角町 正勝	早川 真由美	米永 一理
小田 見也子	榊原 千明	坪 利佐	細野 純	
小野 哲嗣	白鳥 和枝	津谷 友季子	森田 薫	
北村 紀子	高橋 啓	野末 典子	森田 一彦	
光銭 裕二	高屋 茂	羽立 幸子	山田 みほ	

クインテッセンス出版株式会社　2017

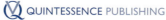

Berlin, Barcelona, Chicago, Istanbul, London, Milan, Moscow, New Delhi, Paris, Prague, São Paulo, Seoul, Singapore, Tokyo, Warsaw

クインテッセンス出版の書籍・雑誌は、歯学書専用通販サイト『歯学書.COM』にてご購入いただけます。

PCからのアクセスは…
歯学書　検索

携帯電話からのアクセスは…
QRコードからモバイルサイトへ

はじめに
──超高齢社会における基本戦略としての「シームレス(切れ目のない)診療システム」──

　最近、多系統萎縮症の患者さんが奥さんに連れられて足を引きずりながら診療室にいらっしゃいました。初診時、とても緊張した面持ちでチェアーに座っておられました。一方で、そこには死を意識した緊迫感が漂っていました。来院の理由は、「通院できるうちに最期の力を振り絞って歯科治療を受け、在宅医療の基盤を作りたい」というものでした。この行動をアドバイスし、支えてくれているのがケアマネジャーであることも伺いました。明らかに時代が変わったと感じました。この症例については本編でもご紹介しますが、歯科診療室が生涯にわたる口腔保健の一つの通過点であることを示唆しているものだと思います。また、超高齢社会の中で診療室にて起こり得るさまざまな事態に対して、心の準備ができているかという問題提起でもあると感じました。

　平均寿命の伸展によって、疾病や障害を持ち、感染症を引き起こしやすい高齢者の急増が社会の新たな問題として浮かび上がっています。このことは難しい条件、環境下で歯と口腔を管理していかなければならない時代に突入したと認識していいと思います。加えて8020達成者が50％を越えた現在、われわれは歯と口腔の専門職としてこれから訪れる高齢化の大波と多歯時代にどのような対策をとらなければならないか。一診療室としてだけでなく、歯科界全体としてただただ手をこまねいてはいけないと思います。超高齢社会に立ち向かうためには、内外に示す歯科としての基本戦略が絶対に必要です。私はその答えが、診療室で口腔疾患の治療と予防の基礎をしっかりと作り、かつ、その後患者さんが通院できなくなっても予防に根ざした診療をシームレスに(切れ目なく)提供することであると思います。

　本書は、全国で日夜、切れ目のないシームレス診療を実践している10軒の先生方とスタッフの方々の記録です。地道に患者さんとその家族に安心を提供し、最後まで口から食べ、コミュニケーションができる口を守っている先駆者たちです。ぜひ、それぞれの取り組みを明日の診療に活かしていただければと念願する次第です。

2017年6月5日
米山武義

Contents

はじめに ……………………………………………………………………… 3
執筆者一覧 …………………………………………………………………… 6

Part 1　シームレス診療の原点は、歯科医院でのメインテナンス

- なぜ、生涯にわたるシームレス診療が必要か ………………… 8
  ―切れ目のない口腔医療サービスを目指して―
  米山 武義

- 社会が求める地域包括ケアシステム ……………………………… 20
  ―なぜ今、歯科医院と地域の連携が必要なのか―
  細野 純／恒石 美登里

Part 2　マンガでわかる！シームレス診療 全国10医院の実践例

Clinic 1　こだま歯科医院（東京都・東久留米市）……… 32
歯科による管理が途絶えてしまうと、
患者さんの口腔の状態は容易に悪化してしまう！
小玉 剛／北村 紀子

Clinic 2　森田歯科医院（静岡県・浜松市）……… 44
訪問先での事故防止、キーパーソンの選定も歯科衛生士の出番！
森田 一彦／野末 典子／山田 みほ

Clinic 3　森田歯科医院（広島県・広島市）……… 62
訪問診療での患者さんとのかかわりは、
キーパーソンを抜きには語れない！
森田 薫／榊原 千明

Clinic 4　近藤歯科医院（静岡県・静岡市）……… 76
口腔ケアによって、患者さんや
周囲のその後に与えられる影響は大きい！
近藤 匡晴／白鳥 和枝

Clinic 5　上十三歯科医師会 × 十和田市立中央病院（青森県・十和田市）・・・・・・・・ 90
地域の病院と歯科医師会との連携により、歯科衛生士が大活躍できる！
高屋 茂／大木 はるみ／坪 利佐／米永 一理

Clinic 6　花形歯科医院（山梨県・甲府市）・・・・・・・・・・・ 106
退院時カンファレンスに歯科が入れば、在宅移行後の口腔ケアもスムーズに！
花形 哲夫／早川 真由美

Clinic 7　たかはし歯科（愛媛県・南宇和郡）・・・・・・・・ 116
患者さんの通院が途絶えそうになっても、
他職種との連携によって再びかかわれる！
高橋 啓／吉弘 幸

Clinic 8　小野歯科浜風診療所（兵庫県・芦屋市）・・・・・・ 132
歯科衛生士の役割には、口腔ケアだけでなく、
QOL改善につながる栄養管理も含まれる！
小野 哲嗣／小田 見也子

Clinic 9　角町歯科医院（長崎県・長崎市）・・・・・・・・・ 144
歯科ではあたりまえに行われていることが、実は非常に大きな意味をもつ！
角町 正勝／一瀬 隆子

Clinic 10　光銭歯科医院（北海道・函館市）・・・・・・・ 160
歯科がかかわることで、患者さんの生きる力・意欲につながる！
光銭 裕二／羽立 幸子／津谷 友季子

訪問診療Q&A　こんなときはどうしていますか？

Q1 訪問先で患者さんの体調不良などにより口腔ケアを拒否された場合、・・・・・・ 61
どのように対応をされていますか。

Q2 経鼻・経管栄養の患者さんに対して、嚥下評価検査をいきなり ・・・・・・・・・・ 89
行うことに不安があるのですが、どのように対応されていますか。

Q3 嚥下機能評価はどのくらいの間隔で行えばよいでしょうか。・・・・・・・・・・・・ 105

Q4 地域で他職種と交流できる勉強会に関する情報は、・・・・・・・・・・・・・・・・・・ 159
どこで入手できますか。

用語解説 ・・・ 180

執筆者一覧

【編集・執筆】

米山 武義　　米山歯科クリニック(静岡県駿東郡)・歯科医師

【執筆】(50音順)

一瀬 隆子	角町歯科医院(長崎県長崎市)・歯科衛生士
大木 はるみ	十和田市立中央病院(青森県十和田市)・歯科衛生士
小田見也子	小野歯科浜風診療所(兵庫県芦屋市)・歯科衛生士
小野 哲嗣	小野歯科浜風診療所(兵庫県芦屋市)・歯科医師
北村 紀子	こだま歯科医院(東京都東久留米市)・歯科衛生士
光銭 裕二	光銭歯科医院(北海道函館市)・歯科医師
小玉 剛	こだま歯科医院(東京都東久留米市)・歯科医師
近藤 匡晴	近藤歯科医院(静岡県静岡市)・歯科医師
榊原 千明	森田歯科医院(広島県広島市)・歯科衛生士
白鳥 和枝	近藤歯科医院(静岡県静岡市)・歯科衛生士
高橋 啓	たかはし歯科(愛媛県南宇和郡)・歯科医師
高屋 茂	高屋歯科医院(青森県十和田市)・歯科医師
恒石 美登里	日本歯科総合研究機構・主任研究員・歯科医師
角町 正勝	角町歯科医院(長崎県長崎市)・歯科医師
坪 利佐	十和田市立中央病院(青森県十和田市)・看護師
津谷 友季子	光銭歯科医院(北海道函館市)・歯科衛生士
野末 典子	森田歯科医院(静岡県浜松市)・歯科衛生士
羽立 幸子	光銭歯科医院(北海道函館市)・歯科衛生士
花形 哲夫	花形歯科医院(山梨県甲府市)・歯科医師
早川 真由美	花形歯科医院(山梨県甲府市)・歯科衛生士
細野 純	細野歯科クリニック(東京都大田区)・歯科医師
森田 薫	森田歯科医院(広島県広島市)・歯科医師
森田 一彦	森田歯科医院(静岡県浜松市)・歯科医師
山田 みほ	介護老人保健施設みずほケアセンター(静岡県浜松市)・歯科衛生士
吉弘 幸	たかはし歯科(愛媛県南宇和郡)・歯科衛生士
米永 一理	十和田市立中央病院(青森県十和田市)・医師・歯科医師

Part 1

シームレス診療 の原点は、
歯科医院での
メインテナンス

- なぜ、生涯にわたるシームレス診療が必要か
  ― 切れ目のない口腔医療サービスを目指して ―　米山 武義
  → P.8

- 社会が求める地域包括ケアシステム
  ― なぜ今、歯科医院と地域の連携が必要なのか ―　細野 純／恒石 美登里
  → P.20

なぜ、生涯にわたるシームレス診療が必要か
―切れ目のない口腔医療サービスを目指して―

米山武義
Takeyoshi YONEYAMA

超高齢社会の歯科医療は大きな変化を迎えている

自分の歯を多く残す高齢者が増えている

歯科医療技術の向上と国民の口腔保健に対する関心の高まりによって、2011年に「8020」はなんと推計値で38％を超えました[1]（図1-1）。平成20年代に入り、**高齢者の現在歯数は驚くほど増加**し、あと10年以内に50％を超える勢いです。

さまざまな環境下での
歯と口腔の管理が求められる

わが国の平均寿命も年々延びています。結果、疾病や障害を持ち、感染しやすい高齢者が急増し、社会の新たな問題として浮かび上がってきました。私たち歯科医療者はこの問題を受けて、**難しい条件や環境下で歯と口腔を管理していかなければならない時代に突入した**と認識していいと思います。歯と口腔の専門職として今後をどのように展望し、対策をとらなければならないか。一診療室で、そして歯科界全体で、これから訪れる高齢化の大きな波にどのように対策を立てていくべきか、真剣な議論が待たれるところです。

どのような状態で歯が保存されているか
考えるべき

私たち歯科医療者はこれまで、歯を残すことが何よりも重要な使命であると教育され、そのように実践してきました。この理念は非常に大切なことです。しかし、私たちが考えるべき問題は、歯が何本残されているかだけではいけません。**その歯がどのような状態で保存され、機能しているかまで含めて診る必要があります**。

筆者自身、複数の特別養護老人ホームの診療に携わっている中で、最近「はっ」としたことがあります。それは、38年前に老人ホームの診療にかかわり始めた頃に比べて、現在の入所高齢者の口腔内は、残存歯数が急激に増加し、歯肉の炎症が頻繁に認められるということです（図1-2）。このように、歯を

図1-1　年齢別にみた20本以上の歯をもつ人の割合

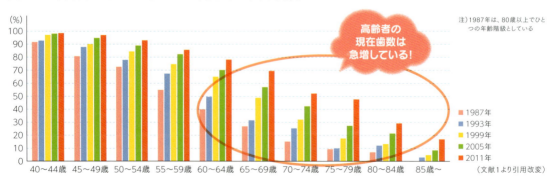

各年代で現在歯数は増加傾向にある。特に高齢者においてはその変化が著しく、8020達成者の割合が38％を超え、さらにその割合が急増傾向を示す。すばらしい口腔保健の成果であるが、手放しで喜べない現状がある。

多く持つ高齢者が増えている一方で、**歯周病の問題を抱えている高齢者も増えている**のです。

患者さんの将来の姿を想像することが求められる

　翻ってインプラントについて少し考えてみたいと思います。近年、インプラントは年間数十万本植立されているといわれています。たしかに、インプラントはすばらしい補綴治療法の1つです。しかし問題は、終生にわたるインプラントの状態を考えて対応してきたか、そして対応していくかです（図1-3）。

　患者さんは必ず高齢化し、いくつかの病気を抱え、いつか介護を必要とし、そして死を迎えるという、生物としての避けられない過程を歩んでいます。幸か不幸か、私たち歯科医療者は今までこの過程をあまり考えずに治療と予防に取り組むことができました。しかし、これからは**目の前にいる患者さんの将来の姿を想像**しましょう（図1-4）。何がその患者さんにとって重要かを考えてみましょう。生涯にわたる切れ目のない歯科としてのかかわりが求められる時代に入ったといえます。その際、診療所としてどのように対応していくかが、問われていると考えます。

図1-2　現代の高齢者でよくみられる口腔

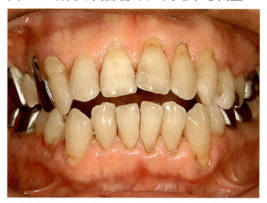

多くの歯が残っている一方で、歯肉の炎症が著明である。

図1-3　適切な管理がなされなかった インプラントの末路

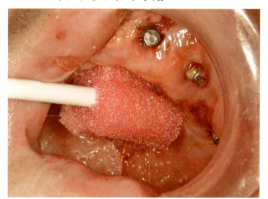

慢性期病院から往診の依頼があった70代の女性患者。20年前に他院で埋入したインプラントの上部構造が破損し、上口唇に深く食い込んでいた。エンジンにて上部を除去したが、認知症が進行し、診療に困難をきたし、その後セルフケアはまったく期待できないケースであった。

図1-4　患者の将来を想像する

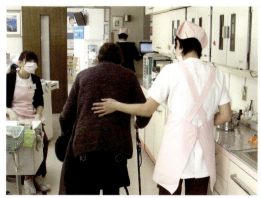

今はなんとか通院できている患者であっても、1年後、3年後、5年後にその人の身のまわりに何が起こるのか、その時通院は継続できるのかを想像することが大事である。

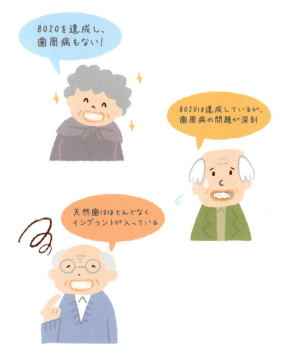

口腔からの感染症予防が求められる

　在宅医療に携わっていると、心を痛めることがあります。それは、口腔衛生状態が低下し、歯周病をはじめとする口腔感染症が高い頻度でみられることです。これに加えて、飲み込みに問題があり、発熱を繰り返す患者さんにもよく出会います。これは、嚥下機能の問題に加え、口腔内に感染源があり、**口腔内外に感染症を起こしている患者さんが普遍的に横たわっている**ことを示唆しています（図1-5）。先ほど述べたように残存歯数が急増しているために歯周病と関連する全身疾患のリスクが非常に高まっています。

　一方で、病院はどうでしょうか。看護師は看護教育の中で口腔ケアの講義を受けてはいますが、その時間数は極めて限られています。また、入院患者さんの全身管理を行う必要があるため、口腔ケアに十分な時間を割く余裕はありません。したがって、入院している高齢患者さんの多くは、口腔衛生状態が悪いうえに、誤嚥性肺炎など二次的な感染症のリスクを抱えていると推測します（図1-6）。本来、疾病を治し、社会復帰を促す病院が、ある意味で**原疾患以外の疾病を悪化させている現状が存在します**。まったく皮肉なことです。

　忘れてはならないことは、口腔内にはおびただし

図1-5　口腔の感染症を起こしていた在宅療養患者

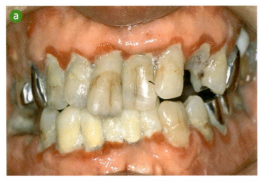
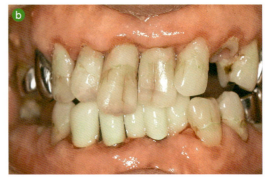

前立腺がんの療養を受けている70代男性。発熱と食欲不振が発現し、訪問看護師の要請で訪問。口腔からの感染症を起こしていることが疑われ、医師と看護師と連携し、1週間に2回歯科衛生士が専門的な口腔衛生管理を行うことに。

4|のう蝕の治療に加え、歯科衛生士による口腔衛生管理を行った結果、3週間で歯肉改善がみられ、発熱は改善し、心身の健康も回復した。

図1-6　入院肺炎症例に占める誤嚥性肺炎の割合

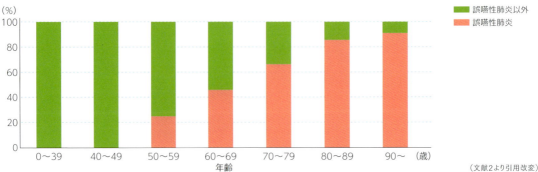

（文献2より引用改変）

高齢になればなるほど、誤嚥性肺炎の占める割合が高くなっている。

い数の微生物が生息し、口腔ケアや歯科治療中においても菌血症を起こしていることです。普段発症していないように見えるのは、たまたま宿主の免疫力が保たれているからにすぎないのです。したがって、口腔がデリケートな場所であることを認識している歯科医療者が、歯周治療の基本に則って他の職種とともに口腔の管理をしていかなければなりません。

フレイル予防の出発点は口腔にある

一方、超高齢社会における切り札として、国は2018（平成30）年に向けて、地域包括ケアシステムを強力に推し進めようとしており、その中心の1つにフレイル予防を位置付けております。図1-7にありますように、実はフレイル予防の出発点は心の健康とオーラルフレイル予防にあるのです。自分の歯を大切に保ち、口腔感染症のリスクを軽減し、家族をはじめ、周りの人たちと談笑しながら楽しく食事を摂ることが、フレイル予防につながっていくのです。超高齢社会における心身の健康の基礎は歯と口腔であると言っても過言ではありません。

図1-7 フレイルの進行とオーラルフレイルの関係

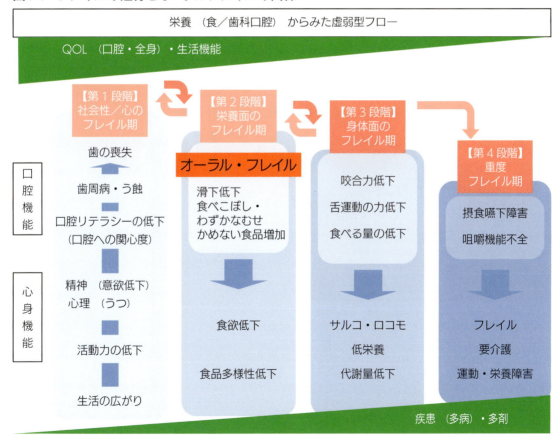

まず、活動力の低下が精神的うつ状態とともに起こり、これが口腔衛生などの無関心につながる。その結果、口腔機能の低下、食欲低下、低栄養を起こし、摂食嚥下障害などを起こす。そして、フレイル、要介護状態に至ると考えられる。

"シームレス診療"の概念と言葉が生まれた背景

かかわり続けなければ、状態は容易に悪化する

　38年前、筆者は初めて特別養護老人ホームに赴き、そこで高齢者の悲惨な口腔内を目の当たりにしました(**図1-8**)。歯科医療の限界を感じ、歯科医師としてのプライドをひどく傷つけられました。それまでにどんなに高価なすばらしい治療を受けていても、それを維持する患者さん本人の意志と、良好な状態を支える専門家によるプログラムとシステムの提供がなければ、口腔内は器質的にも機能的にも容易に崩壊していくことを実感したのです。

　そこで筆者は、周囲から無謀だと言われながら、特別養護老人ホームで専門的歯面清掃のプログラムを実行しました。その結果、若年者より時間はかかるものの、高齢者であれ、有病者であれ、身体機能の障害があれ、その人に合った頻度で歯周病の原因除去を進めていけば、必ず歯周組織の健康を勝ち取れることを経験しました。

口腔ケアで、誤嚥性肺炎の発症を防げる

　この経験をきっかけに、専門的歯面清掃を普及していこうと決意しました。この決意を確かなものにするためには、歯科職だけでは絶対に不可能です。そこで、施設管理者や、看護職、介護職など多職種にフレンドリーに積極的に声かけしたところ、施設の日課の中に口腔ケアの時間を設けてもらえることになりました。そして半年、1年と時間が経過したある日、看護師長から「最近、原因不明で発熱するお年寄りが激減した」と言われました。この発見が誤嚥性肺炎予防の研究[4]につながりました(**図1-9**)。その時、「口腔清掃を通して肺炎の予防に邁進しよう」と2回目の決意をしました。

図1-8　38年前に筆者が見た高齢者の口腔内

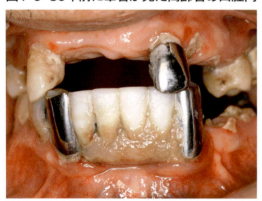

口腔衛生管理がまったくなされていない状態。臼歯部は残根状態を呈し、残根部周囲は軽度から中等度の歯周炎に罹患している。補綴物も適合性が不良である。

図1-9　口腔ケアが肺炎発症率を防いだ

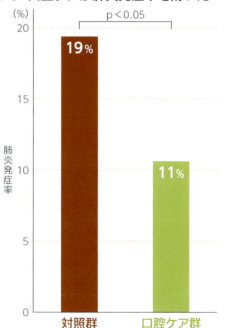

筆者がかかわった特別養護老人ホームでのデータ。口腔ケアを行った群は、対照群より有意に肺炎発症率が低くなっている。

(文献4より引用改変)

診療室の外へ出ることを決意

その後、急速な高齢化によって、診療室に来院する高齢者の割合が急激に増加するようになりました。今まで長く来院されてきた人が急死されたり、がんセンターに入院したりする人も珍しくなくなりました。まったく、人生は無常です。いつ思いがけない環境や状況に陥るかわかりません。だからこそ、メインテナンスで生きる喜び、食べる喜びを噛みしめ、健康であることを喜び合い、もし通院できなくなってもそこで築いた信頼関係と口腔保健に関するこれまでの情報を使って、診療室外で治療と予防に取り組むことができたら、安心の人生の支えになると確信します(**図1-10**)。

こうした経緯があり、筆者は患者さんと家族から要望が出され、必要性が認められたら、診療室外に出て、訪問診療を行おうと決意し、以来29年間実践し続けています。

相変わらず多職種連携の輪に入れずにいる歯科

訪問診療を進めていくうちに、他職種とも自然に連携するようになりました。そんな中、筆者が日頃から連携しているケアマネジャーの発案から始まった、「三島口腔ケアネットワーク」による活動は、今年で12年目を迎えます。「この地で口腔ケアの芽を育てたい」との強い願いで設立されたネットワーク

図1-10 超高齢社会における歯周治療の意義

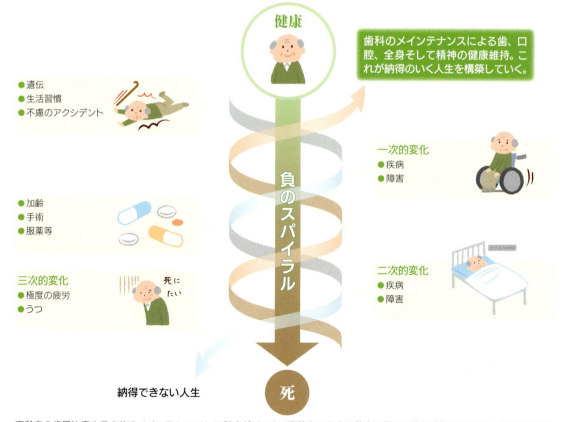

高齢者の歯周治療やその後のメインテナンスは、口腔内だけでなく高齢者の心身を健康に保つ有効な手段になりうる。歯科医療者はこの視点に立ってメインテナンスを価値あるものに高めていくことが重要である。

ですが、継続の甲斐あって、地域での職種間の壁を越えた多職種連携が進んだという成果も出ました（図1-11）。

しかしその一方で、肝心な医師、歯科医師の参加が一向に増えないというジレンマにも直面しています。その中で、なぜ口腔という生命活動に重要な器官のケアと管理に歯科医師の関心が向かないか、そこには真に口腔が重要であるという認識の欠如があるのではないか。ゆえに行動に移らないのではないかという出口の見えない感情が募っていました。

在宅医療に取り組む、ある内科医からの痛い指摘

過日、日本を代表する在宅医師から貴重な手紙をいただきました。内容は以下のとおりです。

先日の厚生労働研究事業の会議ではお世話になりました。

以前から医科歯科連携の重要性は叫ばれていながら、なかなか大きく発展するには至っていないこと、あらためて考えますと、在宅患者を日常的に担当している在宅医や訪問看護師がようは口腔内を観察していない、歯科介入の必要性があったとしても気づいていないところがもっともボトルネックになっているのではないかと考え、平成23年度の厚労省モデル事業在宅医療連携拠点事業を受託するにあたり、歯科衛生士を雇用し、当院の訪問診療に同行してもらい、端からスクリーニングしてもらいました。

平たく言うと、ほぼすべての在宅患者がセルフケアが不足しており、基礎疾患もあるわけですので、歯科介入の必要性があるわけですが、特に必要性が高い患者を抽出し、「狭義の歯科治療に止まらず、継続的な口腔ケア、摂食嚥下リハビリテーションにまでかかわる覚悟のある歯科医師をご紹介ください」と地区歯科医師会にお願いし、3名の歯科医師に集中的に患者を紹介するというスタイルでスタートしました。

その際、歯科医師会内の在宅医療に対する認識についてまだまだその差が大きいことに驚きました。

在宅で療養されている患者さんの多くが口腔内に深刻な問題を抱えていることに、内科医が気付いていたのです。筆者は言葉に表せないほどの恥ずかしさを覚えました。と同時に、在宅医療に対峙する真剣な姿勢に身震いがしました。口腔領域を専門とする私たち歯科医療者は、はたしてこのままでいいのでしょうか。

たしかに、いくら必要性を感じていても、診療室を出て、見知らぬ新たな患者さんや環境に出向くというのは、覚悟が必要です。加えて、全身に何らかの疾病や障害がある方がほとんどであることは、ハードルをさらに高くします。しかし、後で述べるように、筆者自身、長年在宅医療に携わって、口腔

図1-11　三島口腔ケアネットワークでの多職種による研修

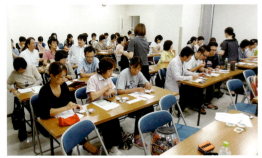

質の高い口腔健康管理を達成するためにも、他職種の理解と協力、連携が欠かせない。地域包括ケアシステムが機能できるかどうかは、多職種連携にかかっている。

図1-12　在宅で療養する患者

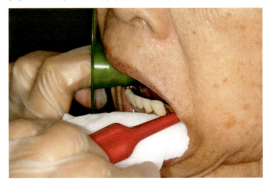

通院されていたが、脳梗塞を発症し、急性期病院を経て、特別養護老人ホームに入所する80代女性。咬反射が著しく、硬質の指サックをバイトブロックとして使用している。

がいかに管理されているかによって人生の最後までも決定される実態を知っているだけに、どうしたら多くの歯科医師に高齢者の口腔のケアも含めた口腔管理の重要性をわかってもらえるか悩みました。また、そこには受け入れやすい方法論が必要ではないかという反省も浮かんできました。

歯周治療のゴールは、歯科医院の中だけで完結しない

そこで、歯科として在宅医療を考えるうえでの糸口になるのが歯周治療だと考えます。私たち歯科医師は、歯科衛生士とともに診療室では日常的に歯周管理の一環として、口腔衛生状態や歯周ポケットの変化を詳細に記録しています。このことは、精度の高い長年の医療情報と、患者さんとの信頼関係が構築されていることを意味します。

歯周治療の究極のゴールは、**たとえどのような環境下にあっても、**歯周病を再発させないようにセルフケアとプロフェッショナルケアの両面から歯周病をコントロールしていくことです。つまり、メインテナンス、あるいはSPT（Supportive Periodontal Therapy）は診療室の中だけで終わるわけではありません。家庭において療養を受ける立場になっても、病院に入院するようになっても、継続してコントロールされて初めて、そのゴールを勝ち取ることができます。

これは理想論のように聞こえるかもしれませんが、メインテナンスを診療の柱にしている診療所では、その理念を完結するために忘れてはならない大切な事項です。たとえば、長期にわたってメインテナンスで通院している方が突然入院し、その後在宅医療を受けられる機会も増えてくるでしょう。そんな時に、このような方々を支えるシステムを診療室の中にもっているか、地域で支えるシステムをもっているかが問われています（図1-12）。ですから、歯周治療に専念する歯科医師や歯科衛生士も、患者さんの人生と未来を考えて、これからは積極的に多職種連携に加わることをお勧めします。患者さんの環境が変わっても、診療室とできるだけ同じ姿勢でかかわることができれば、歯周疾患の再発のリスクが著しく減少するでしょう。なにより、信頼関係の確立した歯科医療者がかかわることができれば、患者さんは心安らぐでしょう。

終末期でこそ、歯科の存在は活きてくる

終末期における歯科の役割はあくまで脇役ではありますが、口腔のケアとしてかかわったり、食支援としてかかわったりする姿があります。難しい歯科治療が求められることはほとんどありません。つまり、緩和ケアとしてのかかわり、納得の人生を演出するためのかかわりに重点が置かれます。

終末期においては、口内炎等の口腔粘膜の病変が発症しやすく、痛みで食事が摂れなくなったり、話ができなくなったりし、衰弱が進むケースもあります。たかが口内炎といっても、終末期においては絶対に無視できない疾病であり、予防的に対策をとる必要があります。終末期ケアにおいては痛みのコントロールが重要な課題になるので、口腔ケアの重要性はますます高くなります。その際、診療室で取り組んできた歯周基本治療の概念と対応が活きてくるのです。

開業歯科医師や歯科衛生士にとっては、終末期医療への参加は不慣れなことが多く、また家族からも"なぜ歯医者さんが必要か"という疑問が出るかもしれません。しかし、「口腔は人生の終末になるほど大切になる」と啓発し、社会の中で終末期までかかわり続けることの意義を説くことによって、苦しみから救われる人が増えると考えます。

シームレス診療こそ、地域の歯科医院で

どんなに長年通院している患者さんでも、いつかは通えなくなります。通えなくなったら、すべてのかかわりはそこでおしまいでよいのでしょうか。患者さんの悲しい叫び声が聞こえてきます。

そこで、筆者はここに、「シームレス診療」という概念の意義と重要性が存在すると考えます。シームレス診療という概念に行き着いた時、もやもやしていた思いが一気に晴れました。難しいことはいらない。今まで通院されてきた患者さんがもし通院できなくなったら、できるだけ速やかに連絡を取りあい、口腔環境の悪化を食い止め、口腔内の感染症と口腔から全身の感染症の発現を防ぐ。そして、口から食事を摂れるように支援することが、疾病や障害で弱った体と心を癒していく。この流れは、予防医学・医療の王道と考えます。

症例で見る "診療室から地域まで"のシームレス診療

最後に、診療室が生涯にわたる口腔保健の一つの通過点であることを示唆している症例を提示します。筆者はこの症例を、超高齢社会の中で診療室にて起こり得るさまざまな事態に対して、心の準備ができているかという問題提起の1つであると考えました。このような高齢化の波は、今後ますます診療室に押し寄せてくるものと思います。

来院前

ケアマネジャーから比較的急ぎで重要な案件と

図1-13 初診時（2014年8月26日）のプロービングチャート

○出血

ポケット	×				④ 3 3		3 ③ ④		×	3 3 ③	3 ③ 3	3 2 3	③ 3	④ 3 ③	③ 3 ③	② ② 3	3 2 3	3 ③ ③	③ ③ 3	④ 3 3	×
部位	8	7		6		5		4		3		2		1	1	2		3	4	5	6	7	8
ポケット	3 3 4	4 ③ 3	3 ④ 3	3 ② ④	③ 2 ③	3 2 2	2 2 3	2 ① 2	2 2 2	2 ② 3	3 2 ③	② ③ 3	3 3 4	④ ④ ④	④ ③ 4	4 3 3

PCR100％、BOP44％

※患者は大変緊張しており、疲れさせてしまう恐れがあったため、舌側の3点のみ実施した。

図1-14 初診時（2014年8月26日）の口腔内写真

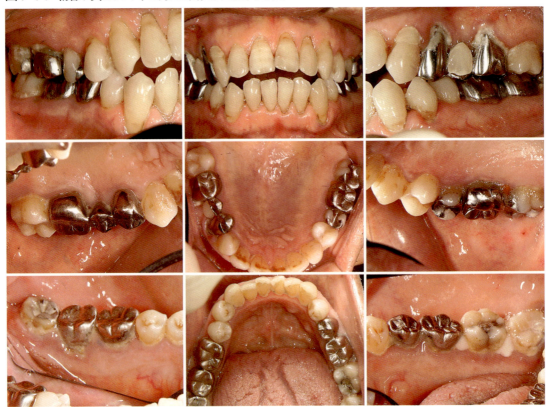

全体的に口腔内の衛生状態は不良だった。特に、大臼歯は隣接面に多量の食渣とプラーク、歯石が残存していた。

して紹介状が届きました。多系統萎縮症の患者さんで、「今は歩いて移動できるものの、症状が急速に進行している。通院できるうちに、最期の力を振り絞ってできるだけ早く歯科医院で治療してもらい、在宅医療に移行したい」という内容でした。

私はこの依頼を受けて、思わず胸が熱くなりました。そして、この行動をアドバイスし、支えてくれているのが、紹介状を届けたケアマネジャーであることも知り、明らかに時代が変わったと感じました。

初診時

後日、患者さんは奥さんに連れられて初診としていらっしゃいました。患者さんは足を不安定に引きずっており、チェアに座ってからはとても緊張した面持ちでおられました。そしてそこには、死を意識した緊迫感が漂っていました。

全身的に機能の低下が見られ、特に口腔機能の低下も著しく、呼吸、発語についても不十分でした。舌がうまく回らず、コミュニケーションが難しいと心配しました。また、口腔内の衛生状態にも問題がありました(図1-13、14)。この結果から、できるだけ診療室で口腔衛生状態を改善し、口腔機能を向上させるべく、口腔ケアプランを作成しました(図1-15)。

図1-15 口腔ケアプラン

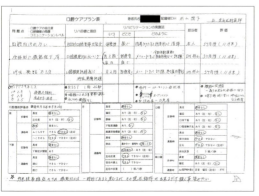
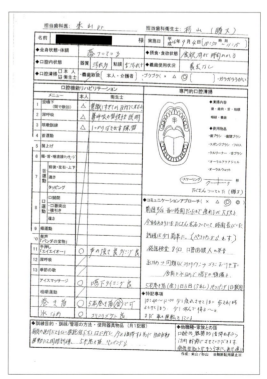

口腔衛生状態が不良なうえ、口唇圧、舌圧も低下し、嚥下機能もかなり落ちていることをふまえ、まず口腔衛生状態を改善するために奥様に協力を仰ぐこととした。次に、口唇圧が低く、十分に口唇閉鎖ができないので、口唇閉鎖訓練に重きを置いた。さらに、舌圧向上のために、ペコぱんだ(ジェイ・エム・エス)、呼吸改善のために巻き増えを使用する計画を立てた。

治療開始

その後、患者さんには2週間に1回来院していただき、セルフケアの能力を向上させるべく指導しました。また、スケーリングを行い、歯周組織の改善を図りました(**図1-16**)。さらに、1回に30分以上の時間をかけて口腔リハビリテーションを行いました(**図1-17**)。

2ヵ月後

その結果、2ヵ月でPCRは1/3(100%から30%)に、BOPは1/5(44%から8%)まで改善し(**図1-18**)、口腔機能の向上も得られました。予想より速いペースで改善した理由として、通院が困難になってきて、できるだけ早く在宅医療の準備をしたいという奥様の危機感が強い後押しになったと考えます。

現在

歯周基本治療が終了し、口腔機能の維持・向上についての基礎を築けたので、歯科訪問診療に本格的に移行しました(**図1-19**)。現在では、比較的落ち着いた状態が保たれています(**図1-20**)。

本事例から学ぶことは、歯科医院は介護予防の最前線であるということです。通院できるうちに、また重症化する前に口腔環境と口腔機能を向上させておくことで、本人と家族に安心を与え、本来の疾病の治療に専念できる環境を整備することが大切です。

図1-16 スケーリング

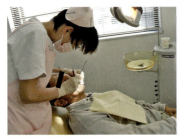

セルフケアの不備な点を、患者本人だけでなく奥様にもよく見ていただいた。そして、ご夫婦でモチベーションを高められるように最大限努力した。

図1-17 口腔リハビリ

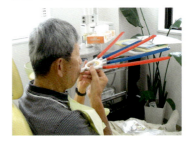

巻き笛(5本)を使用し、口唇閉鎖、軟口蓋閉鎖、呼吸調整を行っている。口腔衛生状態の改善とともに、口腔リハビリを継続したことにより口腔機能の明らかな改善が見られた。

図1-18 治療2ヵ月後(2014年11月10日)のプロービングチャート

○出血

ポケット	×	3 3 3 3	3 3 3 3	2 2 2 3 2 3	×	2 2 ② 3 2 3	② 2 2 2	2 1 1 2 2 2	1 1 1 2 2 3	1 1 1 3 2 2	2 1 2 2 2 2	2 1 2 1 1 3	2 1 2 2 2 2	2 1 2 3 3 ③	3 2 2 3 2 3	3 2 2 3 3 3	×
部位	8	7		6	5	4		3	2	1	1	2	3	4	5	6	7	8
ポケット	3 ③ 3 3 3 ③	4 ③ 3 2 ② 2	6 ③ 3 2 ③ 2	3 2 3 2 1 2	2 1 2 2 1 2	1 1 1 2 1 1	① 1 1 1 1	1 1 1 1 1 1	1 1 1 1 1 1	1 1 1 1 1 1	1 1 1 1 1 2	2 1 2 1 1 2	2 2 ③ 1 1 2	③ 2 3 2 2 3	3 3 3 3 2 2	2 2 3 2 2 2

PCR30%、BOP8%

図1-19 訪問診療のようす

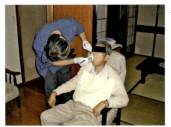

患者の自宅に訪問し、口腔内を拝見する筆者。

おわりに

　わが国は超高齢社会を猛スピードで走っています。それにともない、深刻な問題がこれから次々と日本全国で起こると言われています。

　口腔に関することでいえば、現在歯数が急激に増加することを重く受け止めなければなりません。超高齢社会において、歯と口腔が国民の健康維持・増進の要になるのか、誤嚥性肺炎をはじめとする深刻な健康問題のトリガー（きっかけ、原因）になるのかは大きな違いです。したがって、診療室の機能を、もっと地域に開かれた、急増する高齢者の方々に即応できるものにすべきであると考えます。具体的には、日常臨床で一番身近にある歯周治療を、通院できない高齢者や障害を持った方々に適応を拡げていくことです。これが、口腔の専門職に与えられた具体的・合理的・社会的な目標になり得ると考えますが、いかがでしょうか。口腔医療が日本の医療を支える日が間近に迫っていると実感しています。この予防医療を根底にしたシームレス診療のモデル化は、間違いなく世界の目標、スタンダードになると考えます。

図1-20　訪問診療移行後の口腔内写真

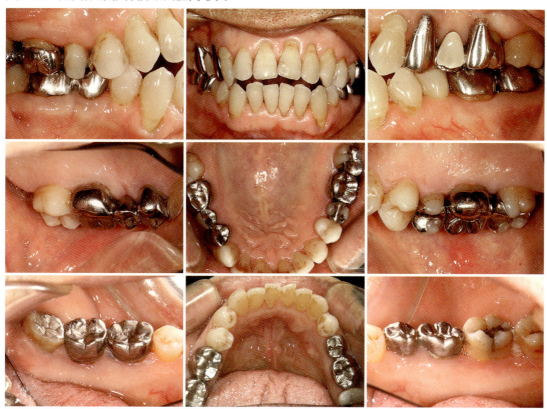

口腔衛生状態は良好で、患者の涙ぐましい努力が感じられる。満点を望むのではなく、その人に合った合格点を達成してもらうことが大切である。

〈引用文献〉
1. 厚生労働省. 平成23年歯科疾患実態調査. http://www.mhlw.go.jp/toukei/list/62-23.html（2017年4月20日 アクセス）
2. 寺本信嗣. 診断と治療2　誤嚥はどう診断してどう治療に生かすか　―疫学を含め In.高齢者肺炎　多科連携による誤嚥性肺炎への対応. 治療学 2008：42（11）.
3. 鈴木隆雄ほか. 平成25年度老人保健健康増進等事業「食（栄養）および口腔機能に着目した加齢症候群の概念の確立と介護予防（虚弱化予防）から要介護状態に至る口腔ケアの包括的対策の構築に関する研究」報告書.
4. Yoneyama T, Yoshida M, Matsui T, Sasaki H. Oral care and pneumonia. Oral Care Working Group. Lancet　1999；354（9177）：515.

社会が求める地域包括ケアシステム
—なぜ今、歯科医院と地域の連携が必要なのか—

細野 純／恒石美登里
Jun Hosono　Midori Tsuneishi

❖❖ かかりつけ医の機能を診療室外に広げる

住み慣れた地域で生活できるように支援することが求められる

　超高齢社会を迎えた日本では、多くの国民が自宅などの住み慣れた環境での暮らしや療養を望んでいることから、できる限り住み慣れた地域で安心して自分らしい自立した生活を実現できる社会を目指す必要があります。そのためには、地域において、医療、介護、住まい、生活支援、予防などが一体的、包括的に提供される「地域包括ケアシステム」を構築することが求められています。今後、疾病や障がいにより、通院が困難となる要介護高齢者が増加することは明らかであり、医療ニーズと介護ニーズを併せ持つ要介護高齢者を地域で支えていくためには、外来診療とともに、在宅医療、在宅歯科医療は、地域包括ケアシステムに不可欠な医療といえます。

かかりつけ歯科医機能をベッドサイドでも提供する

　開業歯科医院は、従来から「かかりつけ歯科医」としての機能を、主に外来診療の中で提供してきました。今後は、地域包括ケアシステムの中で、多職種と協働して、地域完結型医療の一翼を担うことになることから、外来診療から訪問診療へのシームレスな歯科診療が求められます。そのためには、歯科医院での定期的なメインテナンスをしっかりと行うことはもちろんですが、通院が困難な状況となった場合には、歯科訪問診療が可能であることを患者に伝えるとともに、介護予防、口腔機能管理・口腔衛生管理の必要性、口腔ケアや食支援の重要性などについても、十分啓発しておくことが大切です。そして、地域包括ケアの中で、歯科訪問診療にスムーズに移行し、継続的な口腔健康管理を提供するためには、かかりつけ歯科医機能をチェアサイドだけでなく、ベッドサイドでも提供できるような歯科医院の体制づくりも必要です。

　ここでは、歯科医院でのメインテナンスにおける介護予防の視点の重要性、そして、地域包括ケアシステムにおける歯科医院の役割を考えてみたいと思います。

図2-1　生活を支える口腔の機能

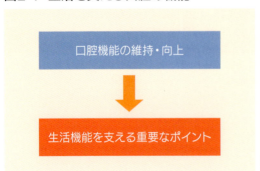

食べることは、百歳になっても、栄養やQOLの意味からも大変重要であり、生きがいでもある。

歯科医院でのメインテナンスにおける介護予防の視点

100歳以上の高齢者は、6万人以上

100歳以上の高齢者の数は、老人福祉法が制定された1963(昭和38)年には全国で153人でしたが、1981(昭和56)年に1,000人を超え、1998(平成10)年に1万人を超えました。そして、2012(平成24)年に5万人を超え、2016(平成28)年9月1日現在の住民基本台帳に基づく人数は、65,692人(前年比＋4,124人)となっています。そのうち、全体の約88%は女性が占めています(57,525人)。

2015年9月27日時点から国内最高齢者になったTさん(116歳女性、鹿児島県在住)からは、最近の状況として、「特別養護老人ホームに入所しています。好き嫌いなくよく食べることが長生きの秘訣で、施設職員の助けを借りながら、一日三食しっかりと食べられます」というコメントが寄せられています。また、過去の100歳以上の方々の生活状況でも、「好き嫌いなく何でもしっかり食べている」「お肉が好きである」「自分のことは自分でする」「運動を欠かさない」「現役として仕事をしている」など、食事、活動などの日常の生活状況が報告されています[1]。運動、社会参加とともに、食べることは、100歳になっても、栄養やQOLの意味からも重要で、生きがいでもあり、それを支える口腔機能の維持・向上は不可欠と言えます(**図2-1**)。

咀嚼力が落ちると、健康長寿が阻害される

東京都健康長寿医療センター研究所では、長期プロジェクトとして、中年からの老化予防・総合的長期追跡研究(TMIG-LISA)という前向きの調査を実施しております[2]。

高齢者の健康長寿の要因として、生活習慣、心理、精神的な状態、体力、身体、そして臨床検査の各項目で、健康長寿を促進する要因と、それを阻害する要因にわけてみると、生活習慣では、仕事・社会活動が活発なこと、そして体力では、筋力が強い、バランス能力が高い、歩行速度が速いことが促進因子として挙げられています。また、検査結果では、アルブミン値が高い、そして、コレステロールが高いなどが挙げられている一方、健康長寿を阻害する要因として、身体の中では、咀嚼力が落ちることが大きな阻害要因であったと報告されています[3](**表2-1**)。

咀嚼力の低下は、口腔機能の低下でもあるわけで、先ほどの100歳以上の高齢者の方のプロフィールと比較してみても、納得できるような結果であることがわかります。

フレイルの予防の出発点はオーラルフレイル

高齢者の多くが、筋力や心身の活動が低下した状態、「虚弱(フレイル)」という中間的な段階を経て、徐々に要介護状態に陥ると考えられています。「フレイル」を早期発見し、早期に対応することで、要介護になる方を減らし、健康寿命を延ばすことが期待されています。「フレイル」の概念ですが、一般には、加齢とともに、心身の活力、運動機能や認知機能などの低下、いわゆる老年症候群に加えて、複数の慢性疾患が影響して、生活機能が障害され、心身が虚

表2-1 高齢者の健康長寿の要因

生活習慣	適量の飲酒	↑	身体	聴力(落ちる)	―
	喫煙	↓		視力(落ちる)	↓
	睡眠時間(長い)	↓↓		咀嚼力(落ちる)	↓↓
	仕事・社会活動(活発)	↑↑		通院(過去1ヵ月あり)	↓
心理	健康度自己評価(よい)	↑↑		入院(過去1ヵ月あり)	↓↓
	抑うつ傾向(あり)	↓		慢性疾患(あり)	↓
体力	筋力(強い)	↑↑	検査	アルブミン(高い)	↑
	バランス能力(高い)	↑↑		コレステロール(高い)	↑
	歩行速度(速い)	↑↑		血圧	―

65歳以上の在宅高齢者(748名)を対象とし、「手段的自立」「身体的自立」が障害の発生に及ぼす諸要因の影響を6年間分析した。促進要因と阻害要因について、矢印が多いほど関連が強い。咀嚼力の低下が大きな阻害要因であることは注目すべき点である。

↑促進要因　↓阻害要因　―関連なし

(文献3より引用改変)

弱になった状態でありますが、適切な介入や支援によって、その生活機能の向上が可能な状態と考えられています[4]（図2-2）。

　高齢者が要介護になる以前に、身体、精神面を含むフレイルをいかに予防するかが課題です。また、口腔の虚弱（オーラルフレイル）の早期発見、早期対処についても、今後歯科が取り組むべき重要課題であります。歯周病やう蝕などの歯の疾患や、歯・口腔の機能低下は「オーラルフレイル」に陥る大きな要因といえます。歯・口の健康への関心度が低く、歯周病やう蝕で歯を喪失したり、それを放置したりしたままにすると、口腔機能が低下し、滑舌が悪くなったり、食べることができないものが増加したりすることになります。また、食欲低下やバランスの良い食事の摂取が困難になります。

回復できるうちに歯科医院での対応が必要

　口腔機能の低下は、結果として、低栄養、生活の自立度の低下につながり、要介護状態に陥る原因にもなります[5]（図2-3）。また、高齢期において人とのつながりや生活の広がり、誰かと食事するなどといった「社会性」を維持することは、活動量、精神・心理状態、歯・口の機能、食・栄養状態、身体機能など、多岐にわたる健康分野に関与することが明らかになっています。しかし、この「社会性」が欠如していくと、筋力減弱症（サルコペニア）や低栄養などによる生活機能の低下を招き、ひいては要介護状態に陥ることが懸念されています。

　在宅歯科医療の現場では、今後、多数の残存歯を持つ要介護者が増加し、口腔ケアの不足、う蝕や歯周炎の増悪や咀嚼機能の低下、さらに摂食嚥下障害などの問題が多くなると推察されます。要介護の状態になる以前に、かかりつけ歯科医を持ち、歯周病などのメインテナンスを定期的に受け、口腔機能低下にならないにすることが大切であり、十分に回復が可能なフレイルの時期に、歯科医院でのしっかりとした対応が必要となります。

健康づくりの目標とターゲットは、中年期と高齢期とでは異なる

　健康づくりの視点からさらに考えてみると、中年期と高齢期では、目標やターゲット、そして、日常生活のポイントが異なることになります。中年期であれば、やはり、生活習慣病の予防ということで、メタボリックシンドロームにならないように気を付けることが大切ですが、高齢期では、老化をいかに予防できるかという視点が重要で、心身機能の維持が目標となり、全身のフレイルをいかに予防していくかが、高齢期の健康づくりのテーマでもあるといえます。食事については、中年期では、栄養の取りすぎなどには注意が必要ですが、高齢期では、逆に、栄養不足に注意が必要で、肉や魚、あるいは、卵など、たんぱく質をしっかりと食べることが大切です。中年期では、働きすぎ、ストレスの解消などが大切ですが、高齢期では、積極的に社会活動に参加するということが大切です（表2-2）[3]。

図2-2　フレイルの概念

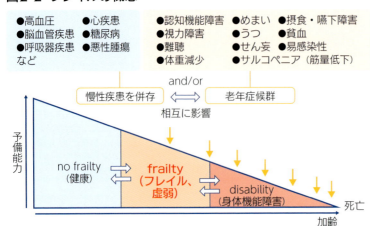

フレイルについては、学術的な定義がまだ確定していないため、ここでは、「加齢とともに心身の活力（運動機能や認知機能など）が低下し、複数の慢性疾患の併存などの影響もあり、生活機能が改善され、心身の脆弱化が出現した状態であるが、一方で適切な介入・支援により生活機能の維持向上が可能な状態」とされている。

（文献4より引用改変）

このことからも、歯科診療室における高齢期の歯科保健指導は、歯科疾患に対する指導と共に、高齢者の健康づくりの戦略は中年期とは異なることを念頭にいれることが必要でしょう。う蝕、歯周病など歯科疾患は、糖尿病や脳血管疾患、心疾患などにも影響していることから、歯科治療とその予防は、生活習慣病、NCDs（非感染性疾患）などの疾病予防として重要であることは言うまでもないことですが、定期的な歯科医院でのメインテナンスでは、さらに、「歯と口腔の健康管理」と「バランスの良い食事」、適切な「運動」などを維持することが、加齢などによるサルコペニアや運動器症候群（ロコモティブシンドローム）の予防にもなることを伝えることが大切です。歯科医院に来院される高齢期の患者には、「8020運動」に加え、「フレイル」「オーラルフレイル」の予防という新たな考え方から、健康長寿をサポートするべく「しっかり噛んで、しっかり食べ、しっかり動く、そして社会参加を！」という基本的な概念の啓発が大切です。

歯科訪問診療は、通院が可能な時期からすでに始まっている

　フレイル予防には、良好な食生活がおくれることが大切であり、歯科医院での外来診療における継続的なメインテナンス、口腔健康管理が不可欠です。その延長線上に歯科訪問診療が位置づけられることになりますが、在宅歯科医療にかかわる調査では、歯科訪問診療を実施していない理由として、「依頼がないので訪問を実施していない」という回答が多くあります[6]。患者さんが入院などにより、歯科診療所への通院が途切れ、歯科訪問診療の情報がない場合には、かかりつけ歯科医への連絡や相談が不足

図2-3　口腔機能の低下と自立度

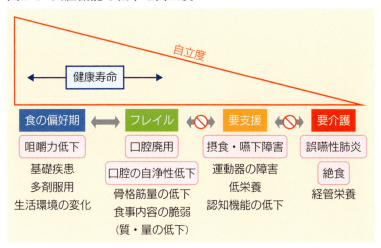

口腔機能の低下は、結果として、低栄養、生活の自立度の低下につながり、要介護状態に陥る原因にもなる。

（文献5より引用改変）

表2-2　健康づくりの戦略

		中年期	高齢期
目標		生活習慣病の予防	老化予防＝心身機能の維持
ターゲット		メタボリックシンドローム（肥満・高血圧・糖尿病・脂質異常の集積）	虚弱（フレイル）
ポイント	食事	摂り過ぎには注意、野菜はしっかり	不足に注意、肉・魚・卵はしっかり
	運動	エネルギーを消費（有酸素運動）	筋力、足腰をしっかり維持（筋トレ）
	嗜好品	タバコは×、お酒は適量	タバコは×、お酒は適量
	睡眠	十分な睡眠	昼夜のリズム、まとまった睡眠
	社会	働き過ぎやストレスの解消	積極的に社会参加

健康づくりの戦略は、中年期と高齢期では異なる。

（文献3より引用改変）

することは明らかです。結果として、口腔のさまざまな問題を放置せざるを得ない状況に陥る可能性が大きく、オーラルフレイルを悪化させる要因になると考えられます。通院が困難になった場合には、かかりつけ歯科医として、「自宅などへ訪問して、治療や指導の継続が可能である」ことの周知が大切です。中年期以降の来院患者は、親などを介護するケースも多くなり、口腔ケアや食についての情報提供や歯科専門職による口腔健康管理の必要性の啓発は重要です。

　日頃の歯科医院での治療や指導からすでに歯科訪問診療は開始されていると考え、待合室などを利用して、歯科訪問診療の実施の案内掲示やホームページへの記載など患者、家族へのアピールをすると良いでしょう。特に、75歳以上の後期高齢者の患者は、要介護認定率も高くなることから、歯科診療所でできることを早めに行っておくことが大切です。通院が可能な時期に、将来、歯科訪問診療を行うことを想定して、口腔内環境の整備、補綴処置などを積極的に行い、口腔ケアや食事の内容などについても啓発しておくことが、訪問診療での治療負担の軽減や良好な指導につながると考えます（**図2-4**）。

　また、介護保険の通所系のサービスで行われている、口腔機能向上サービスなどへの参加を勧奨するなど、高齢者の自立支援にもつながる介護予防への指導も併せて行うとよいでしょう。高齢になるほど「かかりつけ歯科医」がいることが多いことから、通院が困難な場合には、永年の信頼関係があり、過去の歯科診療情報などを持つ「かかりつけ歯科医」が歯科訪問診療をおこなうことがもっとも望まれます。自院での訪問診療が困難な状況であれば、地区歯科医師会などの在宅歯科医療にかかわる相談窓口、在宅歯科医療連携室などを活用し、適切な診療情報提供を行い、歯科診療所間での診・診連携も必要です。地域の歯科医師会の在宅歯科医療の連携拠点（在宅歯科医療連携室、口腔保健センターなど）や介護職との連携事業への協力、介護保険施設などで

図2-4　口腔機能の評価は特に重要

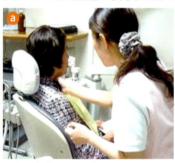

反復唾液嚥下テスト（Repetitive Saliva Swallowing Test、RSST）を行っている（計測器利用）。カットオフ値は3回/30秒。

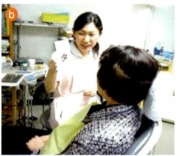

写真は舌口唇運動機能検査（ディアドコキネシス）を行っているようす（Pa、Ta、Ka。計測器利用）。いずれも、カットオフ値は6回/1秒。

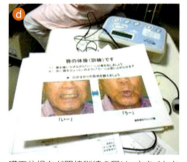

嚥下体操など間接訓練の図は、大きくわかりやすく提示し、手渡し、実施状況を適宜把握する。

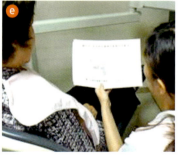

食事時の姿勢の確保などについても具体的に説明し、食形態、食べるペース、一口量などについて説明する。

将来、訪問診療を行うことを想定して、早めに口腔内環境の整備、補綴処置などを行い、口腔機能の維持向上や口腔ケアの重要性などについて啓発をしておくことが、オーラルフレイル予防にも大切である。

の連携協力などの社会活動も、地域包括ケアにおけるかかりつけ歯科医の役割でもあります。また、介護保険制度の仕組み、要介護認定、居宅サービス、施設サービス、地域密着型サービスなど介護保険サービスを十分理解しておくことが、地域での介護職との連携推進に必要となると考えます。

地域包括ケアシステムにおける歯科医院の役割

地域包括ケアシステムについて

地域包括ケアシステムとは、「地域の実情に応じて、高齢者が、可能な限り、住み慣れた地域でその有する能力に応じ自立した日常生活を営むことができるよう、医療、介護、介護予防、住まい及び自立した日常生活の支援が包括的に確保される体制」であるとされています[7]。

国は、「団塊の世代」が後期高齢者となる2025年を目途に、地域包括ケアシステムのさらなる構築を進め、保険者である区市町村や都道府県が、地域の自主性や主体性に基づき、地域の特性に応じて作り上げていくことになります。医療においては、地域医療構想に基づき、病院機能、病床機能の改革と共に、退院時からの地域への連携、退院支援と在宅医療、介護などとの連携が課題です。また、地域では、医師、歯科医師、薬剤師、看護師、歯科衛生士、介護支援専門員など、その他の専門職が積極的に協働し、患者、利用者の視点にたって、外来診療だけではな

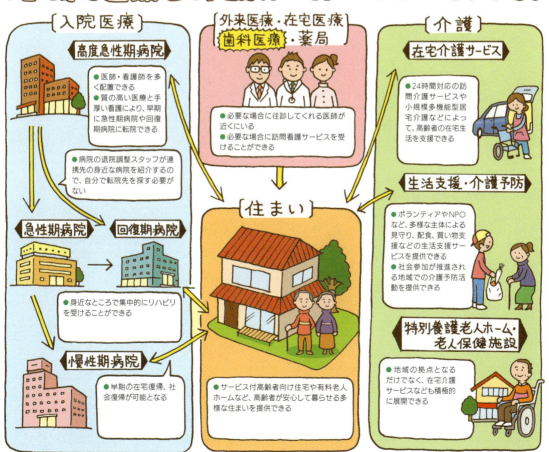

く、在宅における医療サービス提供体制を、介護との連携を強化しながら構築することが必要となります[8]。

　地域包括ケアという言葉は、漠然としていますが、「地域」と「包括」という言葉の間に「で」「が」という言葉を挟み、「地域で包括ケアを提供する」「地域が包括ケアを提供する」という2つの意味があると考え、高齢者の住まいを前提に、「地域づくり」による生活支援・介護予防と「地域の医療・介護ネットワーク」による包括的なケアの「取り組みの概念」であると考えると理解しやすく、それぞれの地域の実情にあった、生活者の視点からの「ご当地システム」を構築することになります。歯科医院は、外来診療と共に、地域での在宅歯科医療を、多職種と連携して提供することが求められています。

生活機能の維持回復を「チェアサイド」から「ベッドサイド」までに

　要介護の状態になった場合、住み慣れた地域で、自分らしい療養生活を可能にするためには、生活機能の維持と共に、天寿を全うできるような在宅医療がそれを支えることになります。在宅歯科医療は、在宅などで療養される人の「生活機能を支える医療」としても重要な役割を果たすことになります。特に、地域での高齢者の食支援は、多職種が協働で取り組むべき生活支援でもあります。摂食嚥下障害や誤嚥性肺炎への対応は、入院医療と在宅医療、そして介護との密接な連携が必要であり、医療の場、療養の

図2-5　国際生活機能分類（ICF）

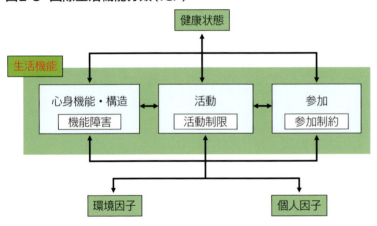

2001年にWHOが提唱。以前は障害等をマイナス面と分類していたが、ICFでは生活機能というプラス面から見ており、環境因子等の観点を加えている。

図2-6　高齢者におけるリハビリテーションのイメージ

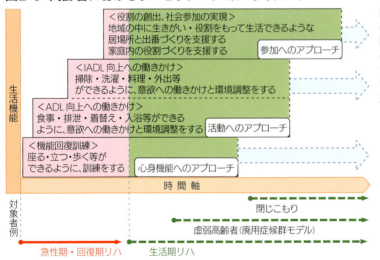

図に示されているように、ICF生活機能へのアプローチのステージとして、歯科診療所がかかわることが多い、在宅などの生活期における維持的リハビリテーション（摂食嚥下リハビリテーションも含む）。心身機能だけではなく、活動や参加へのアプローチが重要となる。

（文献10より引用改変）

場が変わった場合でも口腔機能の再評価や摂食嚥下訓練、口腔健康管理の継続と充実は不可欠です。

今後、在宅医療・介護連携の推進がさらに展開され、「口から食べること」への支援について、地域から歯科への要請が多くなることが推察されます。生活期での食支援、リハビリテーションを考える場合には、2001年にWHOが提唱した「国際生活機能分類ICF」の概念をつねに考慮した対応が必要となります[9]（図2-5）。高齢者のリハビリテーションを考える場合、その生活機能をいかに高めていくのかがテーマとなります。病院での急性期や回復期のリハビリテーションにおける生活機能については、主に心身機能や活動が中心ですが、在宅などの生活の場では、参加を含めたアプローチが求められており（図2-6）、健康状態、慢性疾患等の疾病、そして、生活機能として心身機能と構造、日常の生活行動、活動、そして、社会参加の3項目の関係を考えるとともに、在宅などの生活の場では、その背景因子として、特に環境因子と個人因子がたいへん重要であることを念頭にいれておくことが必要です[10]。

地域リハビリテーションの視点を持つ

地域リハビリテーションとは、「障害のある人々や高齢者およびその家族が住み慣れたところで、そこに住む人々とともに、一生安全に、いきいきとした生活が送れるよう、医療や保健、福祉及び生活にかかわるあらゆる人々や機関・組織がリハビリテーションの立場から協力し合って行なう活動のすべてを言う（2001年、日本リハビリテーション病院・施設協会）」とされております[11]。すなわち、リハビリテーションを通じて、患者、家族も含めた生活機能の支援であり、地域づくりとして、多職種が連携した包括的な地域の取り組みでもあり、地域包括ケアとして、重要な役割を果たしているといえます。

要介護になる原因の第1位である脳血管疾患、いわゆる脳卒中をモデルに、発症前から終末期まで、地域リハビリテーションにおける歯科診療所のかかわりについて図2-7に示します。脳血管疾患の発症前から発症後のリハビリテーションにおいても、継続的な口腔衛生管理、口腔機能管理、口腔ケア、食支援などが、シームレスに提供されることが基本

図2-7 脳卒中における地域リハビリテーションへの歯科のかかわり

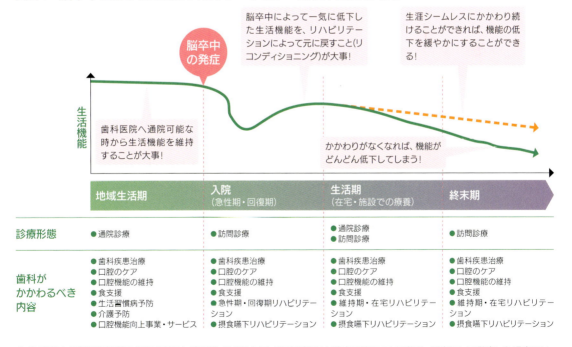

まず、脳卒中の経過の特徴を把握することが重要。そのうえで、患者の脳卒中発症予防について知り、不幸にして発症した場合には、発症後から在宅復帰、さらに終末期など、地域リハビリテーションの視点をもって、歯科がどのような場でどのようなかかわりをするのか理解しておくことが大切である。

であります。そして、かかりつけ歯科医として「口から食べること」への支援を行う延長線として、人生の最終段階（終末期）でのかかわりにもつながると考えます。

地域包括ケアにおけるかかりつけ歯科医の役割

地域包括ケアの実現は、住み慣れた地域で、地域住民、特に高齢者の尊厳の保持と自立した生活支援のために仕組みを、ご当地システムとして構築することであります。そのために、かかりつけ歯科医として果たすべき役割は、「かかりつけ歯科医」としての機能を地域で提供し、地域が求める連携協働体制に参画すると共に、「生活者の視点」をもって、適切な歯科保健医療を提供し、生活機能の維持・向上を図ることであります。

すなわち、地域での多職種連携協働から統合ケアを前提に、外来診療＋訪問診療＋地域保健・地域医療活動＋地域リハビリテーション＋介護予防＋食支援などをシームレスに、包括的に地域で提供することであり、特に、高齢者の口腔内環境の整備、オーラルフレイル予防、口腔機能の維持・向上、誤嚥性肺炎予防と「口から食べること」への支援は、高齢者の尊厳の保持と自立にかかわる支援でもあることを忘れてはならないと考えます。その原点は、歯科医院での歯科保健医療の提供から始まり、メインテナンスのゴールでもあると考えます。

おわりに

今後、在宅での看取りを前提とした在宅医療が広く展開されることになります。平穏死、満足死、納得死であってほしいと願います。たとえ、ラストスプーンであってもお好きな物を笑顔で口から食べていただきたい。在宅医が、住み慣れた家で看取り、死亡を宣告する時に「○○さんは、何時何分にお亡くなりになりました。」ではなく「○○さんは、何時何分までご自分の人生をしっかりと生きられました」と言えるような支援をかかりつけ歯科医としてできれば、その役割を果たしたことになるのではないかと考えます。

これからの歯科医療は、生活者の視点を持ち、介護予防と在宅療養者の食支援、そして人生の最終段階をいかに支えるかが、ますます重要となるでしょう。歯科医院に対する地域からの期待は今後も大きくなることから、それにしっかりと応えていくためには、かかりつけ歯科医としての機能をチェアサイドと共に、ベッドサイドでも提供できるような歯科診療所の体制づくりが必要です。それには、歯科医院でのメインテナンスの充実と訪問診療への体制づくり、スタッフの育成とともに、地域の歯科医療と介護の連携などを推進し、地域づくりに参画できる歯科医院の機能が必要と考えます。「臨床」という言葉は、歯科医院でも良く使われますが、「臨床」の「床」は「療養するベッド」を示すことからも、かかりつけ歯科医の機能を歯科医院内からベッドサイドの「臨床」までスムーズに提供していくことが大切です。

〈引用文献〉
1. 厚生労働省．百歳高齢者に対するお祝い及び記念品の贈呈について．平成28年9月1日現在の住民基本台帳：都道府県・指定都市・中核市からの報告．
2. 東京都健康長寿医療センター研究所．長期プロジェクト「中年からの老化予防・総合的長期追跡研究（TMIG-LISA）」5年間の中間報告．平成9年3月．
3. 新開省二．東京都健康長寿医療センター研究所．第3回福祉先進都市・東京の実現に向けた地域包括ケアシステム在り方検討会議資料より、2015年8月．
4. 第95回社会保障審議会．医療保険部会資料：平成28年5月26日資料2．
5. 飯島勝矢，鈴木隆雄ら．平成25年度老人保健健康増進等事業「食（栄養）および口腔機能に着目した加齢症候群の概念の確立と介護予防（虚弱化予防）から要介護状態に至る口腔機能の包括的対策の構築に関する研究」報告書．
6. 東京都福祉保健局・(公社)東京都歯科医師会．平成23年度東京都8020運動推進特別事業，かかりつけ歯科医と歯と口の健康づくりに関する調査．厚生労働省：第311回 中医協資料 平成27年11月6日．平成26年度診療報酬改定の結果検証に係る特別調査（平成27年度調査）訪問歯科診療の評価及び実態等に関する調査．
7. 地域包括ケア研究会．地域包括ケアシステムを構築するための制度論等に関する調査研究事業報告書．平成26年3月．
8. 第100回社会保障審議会介護給付費分科会：介護保険制度を取り巻く状況．資料2．平成26年4月28日．
9. 厚生労働省．社会・援護局障害保健福祉部企画課：「国際生活機能分類―国際障害分類改訂版―」(日本語版)平成14年8月．
10. 厚生労働省老健局．社会保障審議会介護保険部会意見・参考資料、2013年12月．
11. 第51回社会保障審議会．介護保険部会資料（斎藤正身委員提出資料）：平成28年10月30日．

Part 2

マンガでわかる！
シームレス診療 全国10医院の実践例

- マンガは月刊『歯科衛生士』で2015年度に掲載した当時の内容である。
- 本文中で＊が付いている用語については、P.180〜181に解説を掲載。
- 「要支援状態・要介護状態」「障害高齢者の日常生活自立度（ADL）の判定基準」「認知症高齢者の日常生活自立度（ADL）の判定基準」については、P.182を参照。

Clinic 3
森田歯科医院
（広島県・広島市）
→P.62

Clinic 9
角町歯科医院
（長崎県・長崎市）
→P.144

Clinic 7
たかはし歯科
（愛媛県・南宇和郡）
→P.116

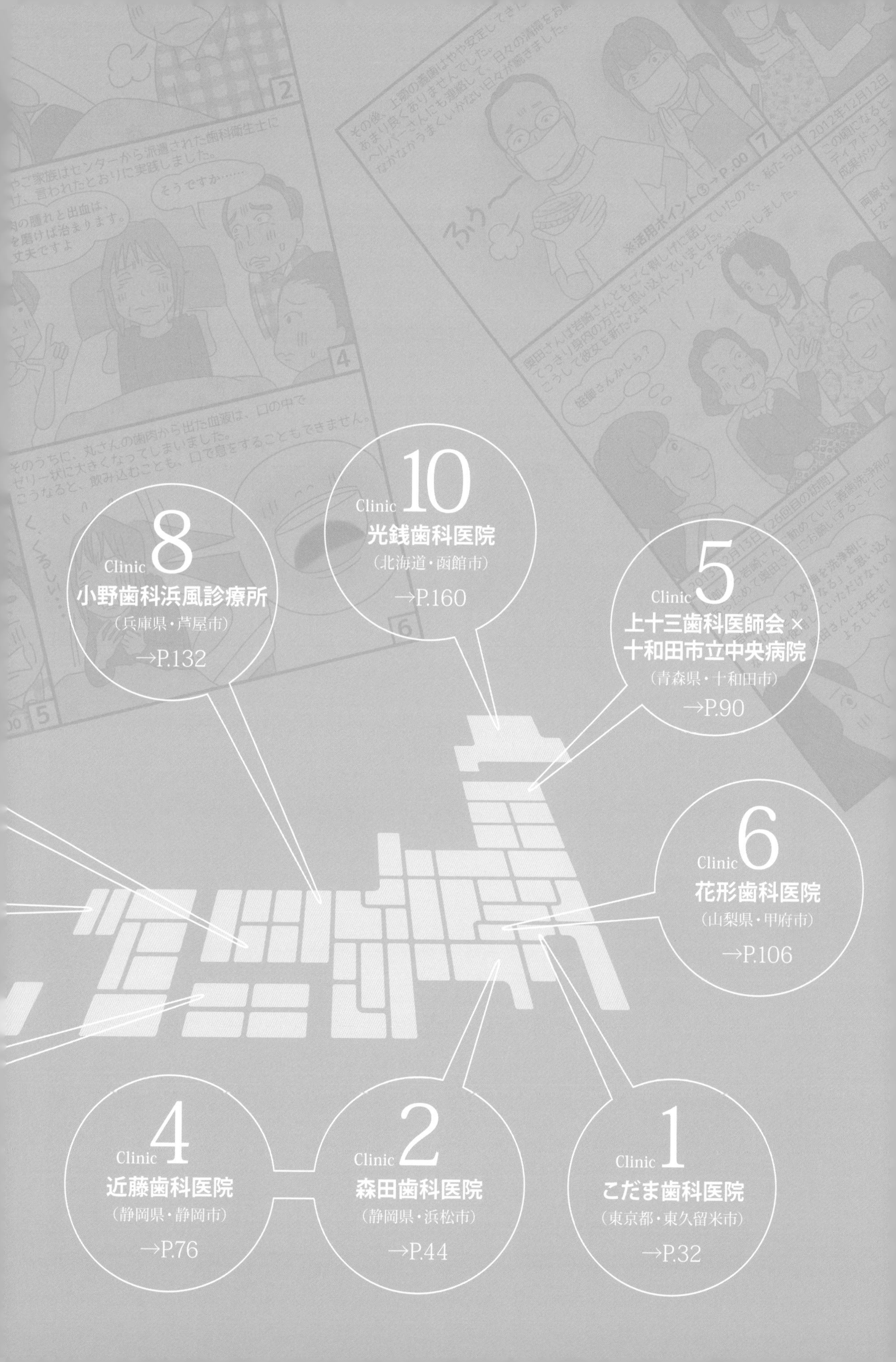

Clinic 8
小野歯科浜風診療所
（兵庫県・芦屋市）
→P.132

Clinic 10
光錢歯科医院
（北海道・函館市）
→P.160

Clinic 5
上十三歯科医師会 ×
十和田市立中央病院
（青森県・十和田市）
→P.90

Clinic 6
花形歯科医院
（山梨県・甲府市）
→P.106

Clinic 4
近藤歯科医院
（静岡県・静岡市）
→P.76

Clinic 2
森田歯科医院
（静岡県・浜松市）
→P.44

Clinic 1
こだま歯科医院
（東京都・東久留米市）
→P.32

Clinic 1　こだま歯科医院（東京都・東久留米市）

歯科による管理が途絶えてしまうと、患者さんの口腔の状態は容易に悪化してしまう！

小玉 剛／北村紀子
Tsuyoshi KODAMA　Noriko KITAMURA

医院データ

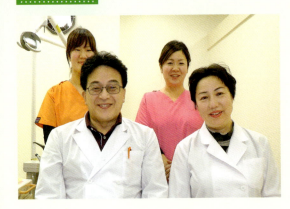

こだま歯科医院

前列左側が小玉、後列右側が北村。

スタッフの人数	● 歯科医師3名（常勤1名、非常勤2名）、歯科衛生士2名（常勤1名、非常勤1名）、受付1名
訪問診療にかかわるスタッフの人数	● 歯科医師2名（常勤1名、非常勤1名）、歯科衛生士1名
医院で訪問診療を始めてからの年数	● 22年
訪問診療に出向く頻度	● 基本は、月曜・金曜の昼休みの時間。患者、家族の都合に合わせて週末に行くことも。
診療信念	●「歯・お口から全身の健康を守り、あなたの心身に適合したリハビリを行う」
訪問診療を始める経緯・きっかけ	● 今まで通院できた患者さんが末期がんで通院できなくなったり、半身麻痺の患者さんが通院途中に転倒して大怪我されたこと。
地域性	● 都心から電車で約30分のベッドタウン。周囲は集合住宅で、その一角にあるバリアフリーの公益施設棟の1階に診療室がある。

30年前に東久留米で開業して以来、診療室での診療とともに、訪問診療も行っています。今回は、当院にもともと通われていたものの、その後通院が困難となり、訪問診療に移行した患者さんとのストーリーをご紹介します。この事例をふまえて、メインテナンスによって患者さんの口腔の健康を管理できていても、それが途絶えると状態は容易に悪化すること、患者さんの気持ちの変化は、口腔、全身に現れることを感じ取っていただきたいと思います。

本ケースの登場人物

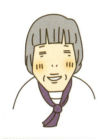

音無さん（仮名）
本症例の患者さん。89歳女性。独居でお泊まりデイサービスを利用している。車いすのため、ご主人に先立たれてからは通院が困難となり、今回の訪問診療に至る。

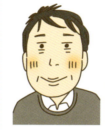

シゲルさん（仮名）
音無さんの長男。60過ぎ。普段は八王子に住んでいるため、週末にはお泊りデイから自宅に音無さんを連れて帰って世話をしている。

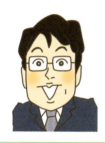

小玉（筆者・歯科医師）
こだま歯科医院の院長。

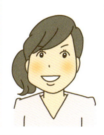

北村（筆者・歯科衛生士）
こだま歯科医院の歯科衛生士。小玉とともに音無さんの訪問診療に出向く。

マンガでCHECK!

CASE　通院が途絶えた結果、健康だった歯が悲惨な状態に。

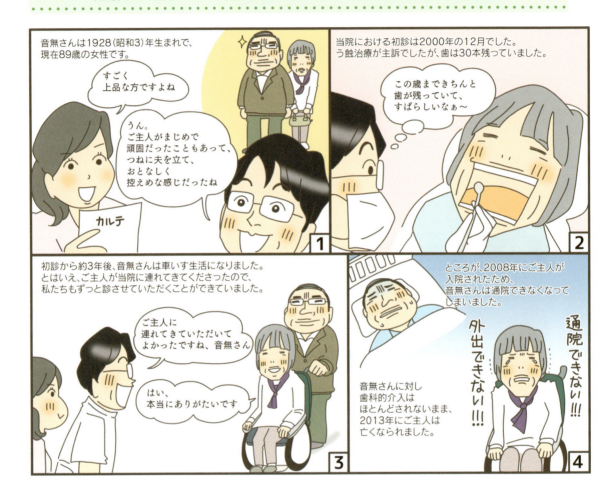

活用ポイント ❶ 訪問診療に関する依頼の経路はさまざま!

　訪問診療に関する依頼は、さまざまな職種から歯科に舞いこんで来ます。ケアマネジャーからは、音無さんの場合と同じように、「介護サービス利用連絡票」といったもので情報提供がなされます。医師、介護施設からも「医療サマリー」というもので、同様に情報提供されます。そこには、既往歴や服用薬、日常生活自立度、認知症の程度などが記されています。

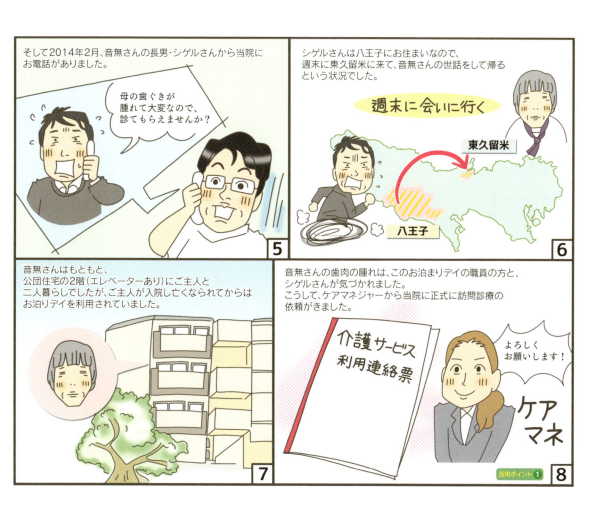

　訪問診療に出向く前に、このような資料から患者さんの情報を収集することは不可欠です。歯科に関することはもちろん、全身状態、服薬状態、生活状況などを理解せずして、患者さんにはかかわれません。

　また、多職種からの依頼に応じ、口腔状態や歯科治療、口腔のケアにかかわる情報を提供できるようにしておくことも大切です。

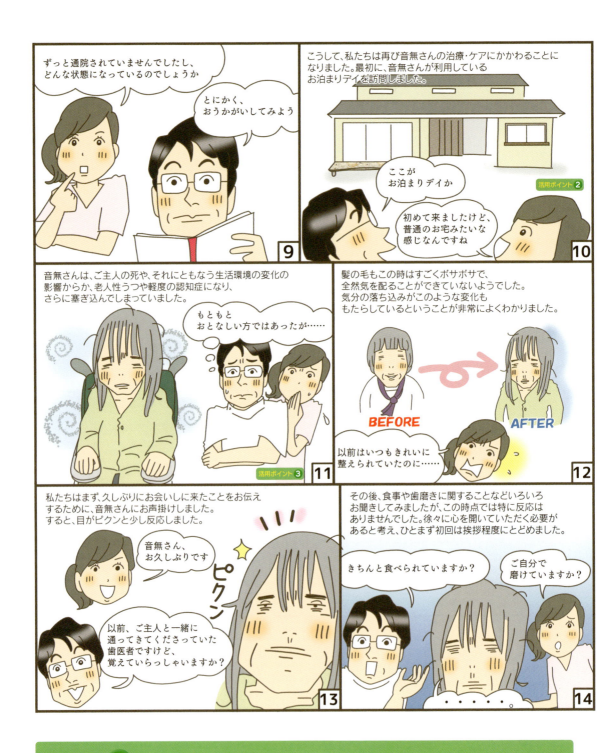

活用ポイント ❷ 在宅で療養されている患者さんの生活の場はさまざま！

　在宅で療養されている患者さんであっても、その生活の場は十人十色です。居宅で生活されている方もちろんいますが、中にはデイサービスやショートステイなどを利用されている方もいます。今回ご

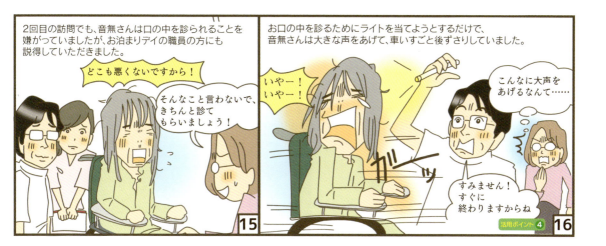

　紹介した音無さんは、お泊まりデイサービスを利用されていました。お泊りデイサービスとは、介護保険法に基づき、日中にデイサービスを提供している通所介護事業所などが、同じ施設内で利用者を対象に、夜間に宿泊サービスを提供する事業形態です。小規模型通所介護事業所（10人定員）が中心で、宿泊費は1泊1000円前後と安価です。また、介護保険適用外のためケアプラン作成の必要がなく、比較的気軽に利用しやすいなどの理由から、年々利用者が増えています。居宅でサービスを提供しているところが多いため、マンガのとおり、建物の外観は普通の民家とあまり変わりません。

　このように、介護サービスの種類は非常に多岐にわたります。患者さんがどのようなサービスを利用されているのか理解しておくことも、訪問診療の際には欠かせません。

活用ポイント❸　通院時に比べて患者さんの心身は変化している！

　今回の音無さんのように、長年自院に通ってきてくれた患者さんであっても、病気や障がい、身内の不幸などによって精神面が大きく変化していることも少なくありません。その場合、口腔のケアや治療を行う前に、まずはそういった心の部分を解きほぐしてあげることが大切です。

　私たち歯科医療者の介入に対し、患者さんはどちらかというと消極的です。その背景には、生活環境の変化や、病気、障がい、薬の影響などさまざまな要因が考えられます。訪問診療に出向いたからといって、いきなり治療やケアをやらせていただけるとは限りません。その場合、まずは挨拶や声かけなどに徹し、患者さんに心を開いていただくことが重要です。この関係づくりがうまくいかないと、その後もうまくいきません。

活用ポイント❹　"歯科医院ではできてあたりまえ"のことにも目を向けよう！

　訪問診療でまず確認すべきことは、①こちらの言ったことが相手に伝わっているか、②口を開けられるか、③口を開けたときに痛みはないか、④口腔内が乾燥していないか、などです。これらの項目は、歯科医院での診療では「できてあたりまえ」とみなされ、わざわざ確認する必要がないかもしれませんが、訪問診療ではその前提がありません。だからこそ、こういうところにも目を向ける必要があるの

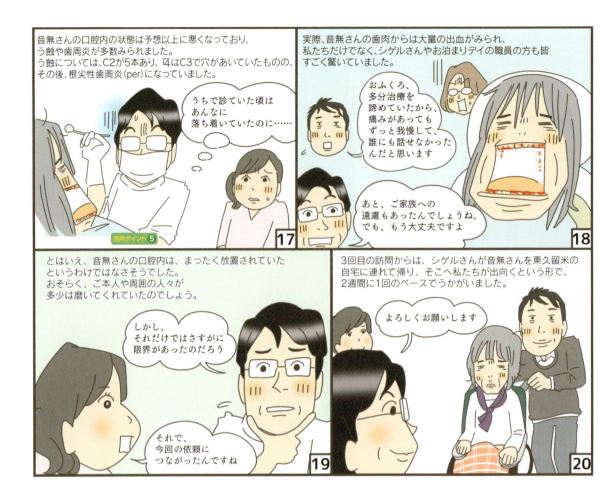

です。

　音無さんの場合は、ご自分で口を開けられるものの、最初はあまり自分から大きく開けてくれようとしませんでした。そこで、「もう少し開けられますか？」などと声をかけ、歯ブラシを使って奥歯や舌など痛くなさそうなところにも当てながら、徐々に口を開けていただきました。音無さんには過敏がなかったので、特に抵抗なく受け入れていただけました。

活用ポイント 5　口腔の管理が途絶えると、良好な状態を保てなくなる！

　音無さんは、当院に通われている間は歯を多く残し、かつ良好な状態を維持することができていました。しかしその後、来院が困難になり、歯科の介入が途絶えた結果、状態が悪化してしまいました。このことから、それまでにいかにきちんと管理されていても、それを維持することができなければ、口腔内の状態は容易に悪化していくといえます。ですから、患者さんが生活する環境が変わってもかかわり続けることが不可欠なのです。

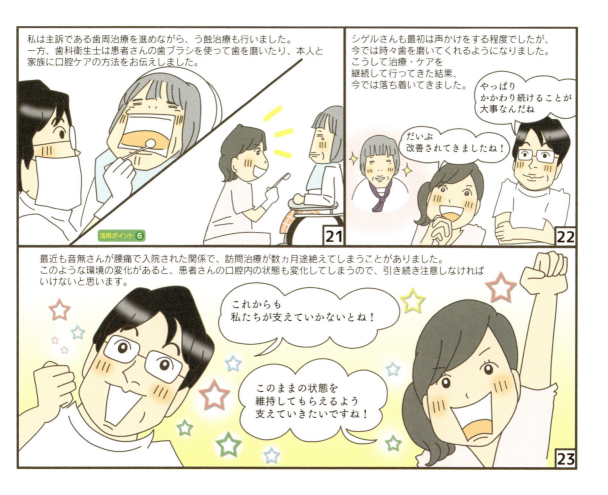

活用ポイント ❻ 乾燥した口腔内への配慮も忘れずに!

歯科衛生士の皆さんが歯磨きを行う際には、保湿剤などで保湿させながら行うとよいでしょう。また、モアブラシは見た目が丸く、手触りが軟らかです。口腔粘膜全体(口蓋部、頬粘膜、舌)の清掃と適度な刺激の付与に役立ちます(図1-1)。

図1-1 モアブラシ

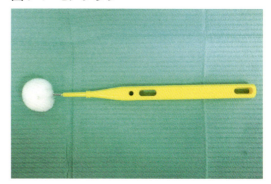

本事例からの学びどころ

担当歯科衛生士（北村DH）から

患者さんに一番身近な存在としてサポートしましょう。

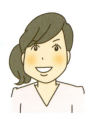

患者さんの心の変化を感じ取ることからサポートを始めよう！

在宅で療養している患者さんは、人一倍精神状態が不安定なことが多いです。体力的余裕、精神的余裕はありません。いつもギリギリの状態で生活されているのです。したがって、**歯科医院での診療以上に、患者さんの精神面に配慮する必要があります。**

音無さんも精神的にかなり不安定ですが、ご主人の話や、昔の思い出話をすると、反応を示すということもありました。こうしたことがきっかけとなって、治療やケアの導入ともなりうるわけです。また、患者さんの気分にはムラがあります。気分が良い時もあれば、悪い時もあります。これを見極めることも非常に大切です。音無さんも、気分が良い時にはいろいろお話をしてくれました。こういう時に、たとえばう蝕治療を行うといった工夫も有効です。

患者さんの変化は小さな要因の積み重ねによって起きてくる！

もともとおとなしい音無さんでしたが、私たちが訪問診療で再びお会いした際には、うつが進み、以前にも増して塞ぎ込んでいました。その結果、歯を磨く気になれず、口腔内の状態も悪化してしまいました。また、食事をしたり話したりなど、口を動かすことが少なくなったために、口腔内が乾燥しやすくなっていました。

このように、人が変化していく背景には、何かしらの要因が積み重なっていると考えられます。口腔乾燥1つをとっても、「高齢者だから乾きやすい」と単純に考えるのではなく、**「こういう背景があるから乾きやすくなっている」といったところまで考えられるようになると良いでしょう。**

患者さんに寄り添う視点で、臨機応変にサポートしよう！

歯科衛生士の皆さんは非常にまじめなので、患者さんを訪問したからには「何かしてあげたい」と思うあまり、一生懸命になりすぎてしまったり、つねに教本に書かれているとおりにしてしまうことがあるようです。しかし、先ほども申し上げたように、患者さんの調子はかなり不安定です。調子があまり良くないときにあれこれやってあげようとしても、かえって逆効果なこともあります。

実際に、機能が十分回復していない患者さんに、うがいをさせたことで、患者さんが誤嚥してムセてしまい、「明日から来なくていい」などと言われてしまうことがあります。また、吸引器などでデリケートな管理が必要な場合にもかかわらず、無理にケアを行ってしまって、かえって問題に発展してしまうこともあります。いろいろ勉強されている人ほど、学んだとおりの状況になるとすぐに実践したが

るようですが、焦って実施する必要はありません。患者さんに関する情報を歯科医師に伝えてくれるだけでも十分な場合もあります。看護師は、褥瘡ケアや摘便、経管栄養の管の取り換えを在宅でも行いますが、患者さんの状態によってはけっして無理には行いません。患者さんのために何かしてあげたくなる気持ちもよくわかりますが、いったん立ち止まってよく考える、相手に合わせてやることを考える、相手に無理をさせない、といったことが大切です。

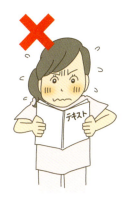

担当歯科医師(小玉DR)から

歯科衛生士の活躍がますます期待されます！

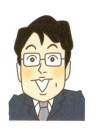

●● 医療連携において、歯科衛生士ができることは非常に多い！

歯科が必要とされる医療連携には、①食の支援（栄養改善）、②疼痛の除去・緩和、③肺炎予防、④医科疾患の重症化予防などが挙げられます（表1-1）。歯科衛生士による食の支援とは、①口腔内の環境整備、②歯科疾患の予防と治療、③口腔機能低下の予防と機能向上、④栄養摂取状態の改善、⑤摂食嚥下機能支援、⑥サルコペニア対策があります。

これらのほとんどは、歯科衛生士が主体となって行えることばかりです。つまり、生活を支える現場では、歯科医師以上に、歯科衛生士ができることは非常に多いのです。

表1-1 歯科が必要とされる医療連携

●食の支援（栄養改善）	●疼痛の除去・緩和
▶口腔内の環境整備	●肺炎予防
▶歯科疾患の予防と治療	●医科疾患の重症化予防
▶口腔機能低下の予防と機能向上	など
▶栄養摂取状態の改善	
▶摂食嚥下機能支援	
▶サルコペニア対策	

●● 歯科衛生士が主体となって地域に出ることが実態に合っている！

歯科衛生士の役割が大きくなっている今、地域に出て活躍する歯科衛生士が増えています。歯科衛生士法の改正によって、予防処置に関しては歯科医師の直接の指示がなくても行えるようになりました。法もようやく実態に追いついています。

医科において、看護師が主体となって多職種との連携が成り立つと言われているように、歯科においても、歯科衛生士が歯科医師の水先案内人となって、地域で多職種連携にかかわっていくことが切実に求められています。今後は、地域での歯科衛生士の

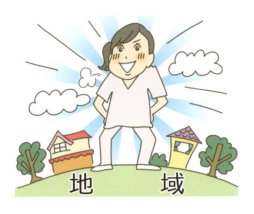

役割が大きくなり、歯科衛生士が主体となって患者さんとシームレスにかかわることが求められているのです。

患者さんのスクリーニングも歯科衛生士の仕事!

とりわけ訪問診療では、看護師と同様に、**歯科衛生士にも患者さんの状態を評価(スクリーニング)することが求められます**(表1-2)。その内容は、歯科に関することだけでなく、栄養状態や患者さんの生活背景に関することも含まれています。これらの項目を、歯科衛生士と看護師がそれぞれの視点から評価することで、患者さんを総合的に診ることができます。こうして得た情報を歯科医師や他の職種に伝えることも、歯科衛生士の大事な役割です。生活の中での患者さんの情報の収集・共有・発信において、歯科医師ではなく、**歯科衛生士が主体となること**は理にかなっているのです。

表1-2 在宅患者の歯科スクリーニング項目

- 歯科における問題点
- 歯科介入の必要性
  - ▶口腔ケアの必要性
  - ▶摂食・嚥下リハビリの必要性
  - ▶歯科治療の必要性
- 期待される効果
- 主たる病名
- 栄養摂取方法
- 栄養状態
- 誤嚥性肺炎リスク
- その他関連する医学的問題点
- 家族の介護力・理解力
- 経済事情
- その他特記事項

音無さんのその後

口腔内も全身も比較的落ちついている

音無さんは現在もデイサービスをショートステイ代わりに利用して生活されています。口腔内、全身の状況も比較的落ちついており、3・4ヵ月に一度、シゲルさんが東久留米に来られる週末のタイミングにご自宅での訪問診療を継続しています。

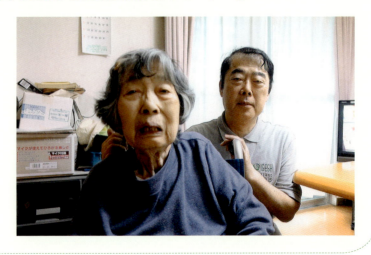

Clinic 2　森田歯科医院（静岡県・浜松市）

訪問先での事故防止、キーパーソンの選定も歯科衛生士の出番！

森田一彦／野末典子
Kazuhiko Morita　Noriko Nozue

医院データ

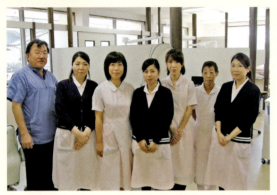

森田歯科医院

左端が森田、右から3番目が野末。

スタッフの人数	● 歯科医師1名（院長）、歯科衛生士2名（常勤1名、非常勤1名）、正看護士1名、歯科技工士1名、助手1名
訪問診療にかかわるスタッフの人数	● 歯科医師1名（院長）、歯科衛生士2名（常勤1名、非常勤1名）、正看護士1名
医院で訪問診療を始めてからの年数	● 34年
訪問診療に出向く頻度	● 休診日の木曜日と日曜日の午前
診療信念	●「診療所に来ていただく患者さんに迷惑を掛けない。患者さんのこころと身体、そして生活に寄り添う。患者さんを選ばない。」
訪問診療を始める経緯・きっかけ	● 医師である祖父が往診に行くのを見て、憧れていた。また、世話好きな母を日頃見ていたので、通院できず困っている人に喜んでもらいたいと思い、往診を行うようになった。
地域性	● 市街にほど近い住宅街で、近隣には総合病院が多く点在し、障がい者施設や老人施設も多い。

浜松市で歯科医院を開業して34年になります。開業当初から、依頼があれば往診や訪問診療を行ってきました。高齢者のみならず、身体やこころの不自由な方の場合も、訪問を引き受けています。はじめのうちは、同行してくれる歯科衛生士や患者さんと相談しながら自分たちにできることから少しずつ治療を進めていきました。現在では、試行錯誤しながらも、比較的難しい治療も満足していただけるようになっています。

本ケースの登場人物

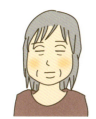

丸さん（仮名）
CASE1の患者さん。初診時69歳女性で、自宅で療養している。視力はほとんどない。院外の歯科衛生士からブラッシング指導を受けたことが、思わぬ事態を招くことに……。

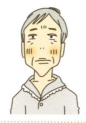

ハルさん（仮名）
CASE2の患者さん。初診時85歳女性。特養に入所している。後遺症がみられ、意思疎通は困難。痛みで食事ができないほど歯肉が腫れあがっていたため、訪問診療を行った。

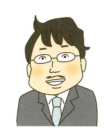

森田（筆者・歯科医師）
森田歯科医院の院長。患者さんのためなら、昼夜をとわず、往診・訪問診療に出向く。

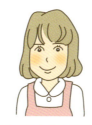

野末（筆者・歯科衛生士）
森田歯科医院の歯科衛生士。森田とともに往診・訪問診療に出向く。

マンガでCHECK!

CASE ❶ 歯科衛生士による不十分な判断で危うく一大事に!

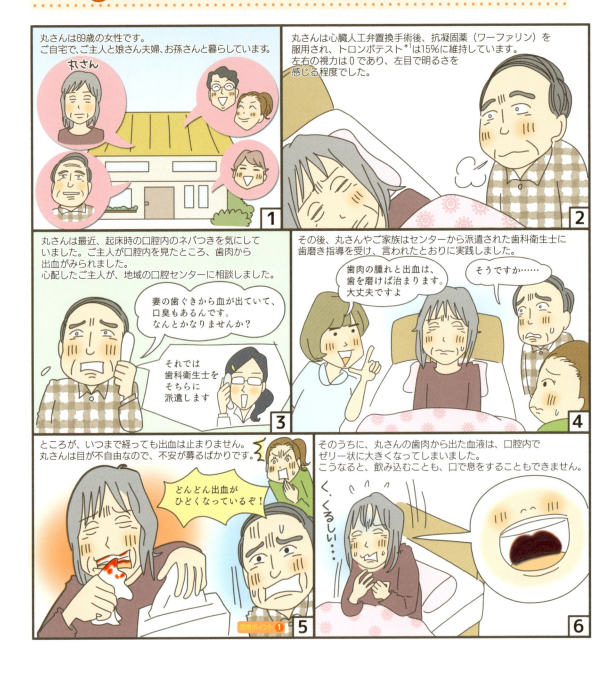

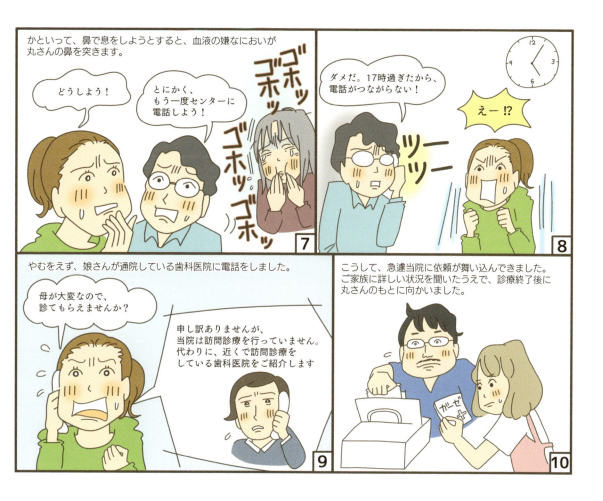

活用ポイント ① 今回疑うべきは、起床時の自然出血だった！

　最初に訪問した院外の歯科衛生士には、主訴と患者さんの全身状態に対する十分な配慮が欠けていました。そのため、健康に支障のない患者さんと同じように歯磨き指導してしまったことが、結果的に問題に発展しました。歯科医師だけでなく、歯科衛生士も患者さんの状況をよく把握したうえで、原因と対応を考えることが求められるのです。そのためには、訪問ノートやお薬手帳などの確認ももちろん不可欠です。

　今回の場合、歯磨きではなく、起床時に自然出血していることに疑問をもつべきでした。そのうえで、丸さんの全身状態と照らし合わせて、歯科医師と相談してから対応をする必要があったと考えます。

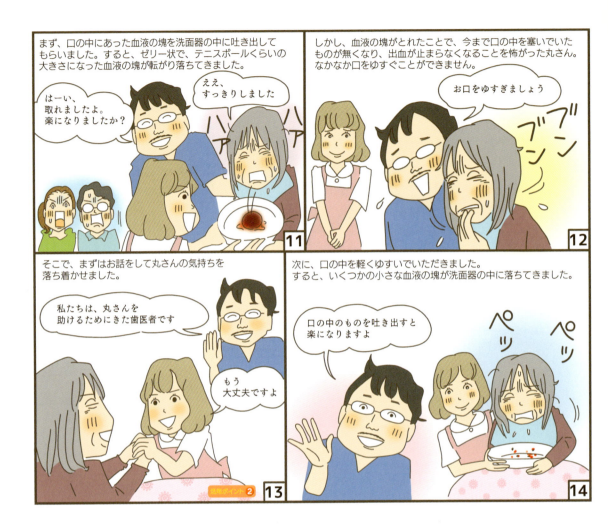

活用ポイント ❷ 歯科衛生士と歯科医師の連携が安心、信頼につながる！

　訪問診療においては、つねに歯科衛生士と歯科医師が声を掛け合って（声のキャッチボールをして）、作業をスムーズに行うようにすることが、患者さんや周囲を安心させ信頼を得ることにつながります。つねに見られているということを意識しましょう。

　たとえば、歯科医師が治療の準備をしている時に、患者さんやご家族、介護者が心配そうにしていることがあります。その場合は、歯科衛生士から治療や今後起こりうる状態などについてご説明します。一方、歯科衛生士が口腔ケアをしている間に、歯科医師は患者さんの肩や手など可動域の診査やマッサージを行ったりします。丸さんの場合、目が不自由ということで、お話しする際はつねに手を添えることも心がけました。

　また、それぞれの視点で患者さんの状態、ようす、周囲の環境などをよく観察することも必要です。たとえささいなことであっても、何か気がついた場合は診療後に話し合いましょう。

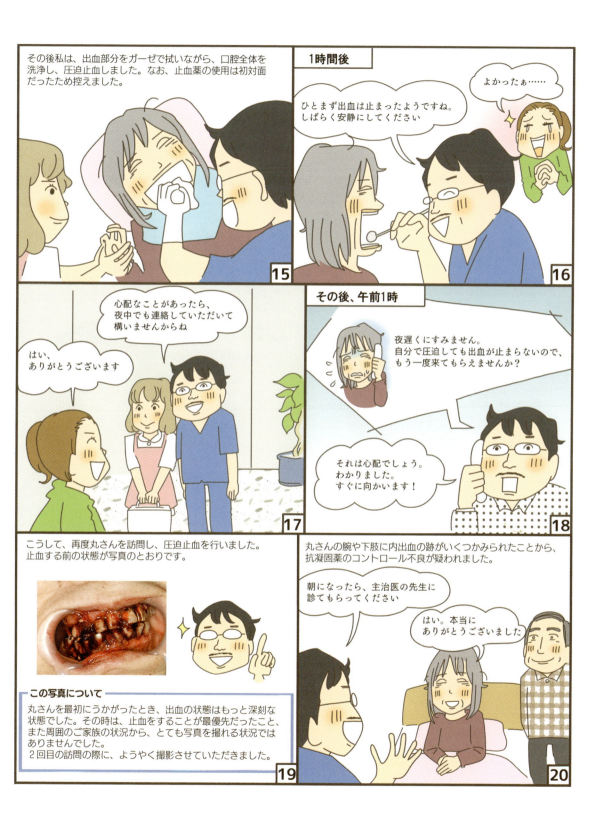

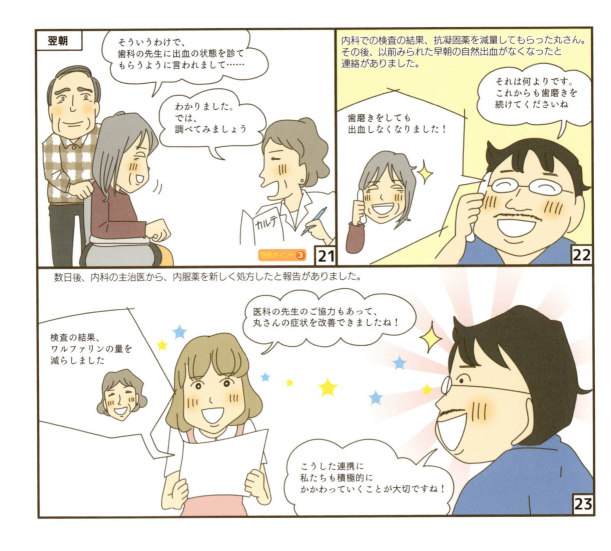

活用ポイント ❸ 全身疾患に関する情報をつねに収集しよう!

　患者さんは医師の指示を忠実に守り、たとえ体の状態に変化があっても、服薬を処方通り続けます。丸さんも、服薬については何ら疑問をもっていませんでした。しかし、主治医がいるからといって、すべての疾患が必ずしもコントロールできているわけではありません。そのことを知っておくと同時に、全身疾患に関する知識や、その疾患と歯科とのかかわりについて、つねにアンテナを立てて情報を吸収するように心がけましょう。

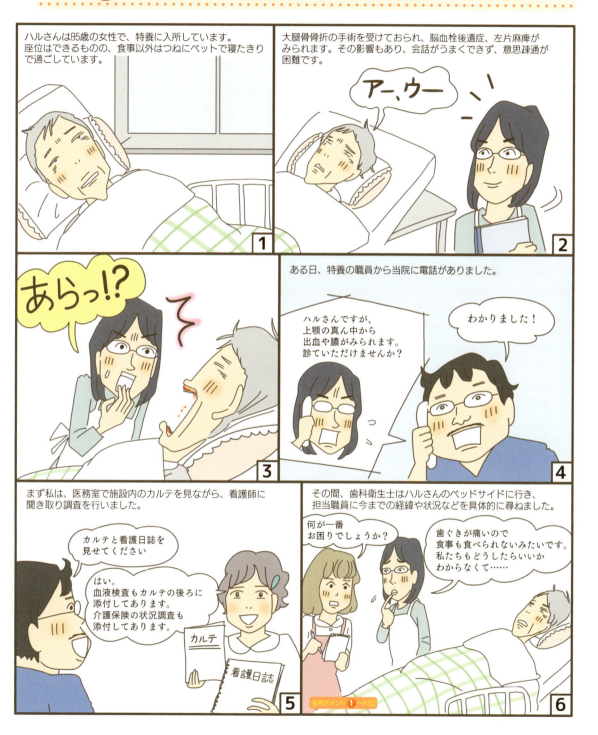

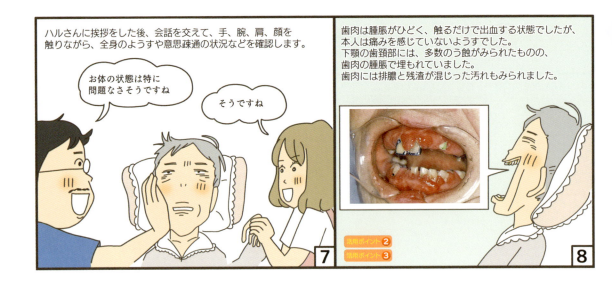

活用ポイント 1 いちばん困っていることは何かをつかもう!

訪問診療では、歯科衛生士として患者さんにかかわる情報を知るために、周囲の職種の方に**表2-1**に挙げられる項目をお聞きします。どういうことに困っているのか尋ねると、複数の事柄を訴えられることがあります。その中から、「いちばん困っていること（主訴）」を聞きだしましょう。場合によっては、最初に連絡を受けた際に聞いた主訴と違うこともあります。

また、その主訴が患者さん本人の要求なのか、それとも介護にかかわる要求なのかも判断することが必要です。そして、現状のマンパワーと、周囲の人々の協力度を判断し、歯科医師に報告します。

表2-1 訪問診療時に入手すべき患者さんに関する情報

- 依頼は誰からか
- 何にいちばん困っているのか、何をしてほしいのか
- いつ頃からその状態になったのか
- 患者さんの状態、介護に関して注意していることは何か
- 患者さんにかかわる職種はどういう人か、何人くらいいるのか
- キーパーソンとなる人は誰なのか（本人、家族、その他）

活用ポイント 2 患者さんの口腔内について、見立てよう!

患者さんの口腔内を診た時、その状態からどのようなリスク、予後、注意点が挙げられるかを見立てることが歯科医療者には求められます。

今回のハルさんの場合、歯肉には全体的に浸潤性の腫脹がみられ、強い口臭もありました。上顎前歯部にはポケットからの排膿も認められ、抗てんかん薬や抗凝固薬の服薬による影響として、歯肉肥大や歯肉出血もみられました。食事は全粥・ミキサーだったので、嚥下には問題がありませんでしたが、食事を口腔内でため込む傾向がありました。

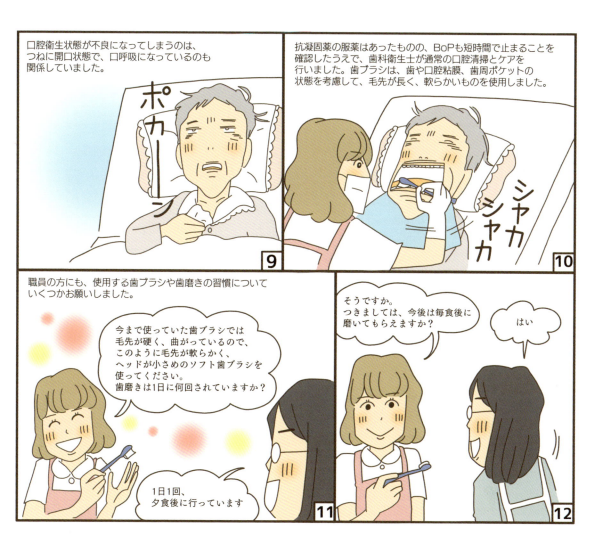

活用ポイント ③ 見立てをもとに、ケアの方法を指導しよう!

　患者さんの口腔内の見立てをふまえて、その人に合った口腔ケアの方法について、専門家の立場からお伝えすることが大事です。
　ハルさんの場合、職員によっては綿球で清拭する人もいたので、必ずこちらが指定したソフト歯ブラシで磨くこと、出血したら止めてもらうことを指導しました。また、専門的口腔ケアとしては、通常通りのブラッシングのほかに水洗を重点的に行うように努めました。

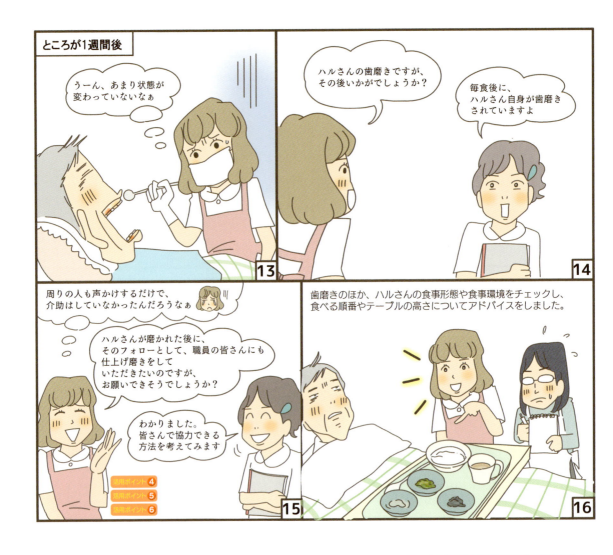

活用ポイント ❹ 職種、個人に合わせた聞き取り・指導をしよう!

　患者さんの状態が改善されていない場合、その原因は何かを探る必要があります。そのためには、患者さんにかかわる職員に話を聞き、患者さんの置かれている状況を把握することが必要です。その際、職種の違いだけでなく、職員一人ひとりの個性にも合わせて、聞き取り方や指導の方法を柔軟に変えることも効果的です。

活用ポイント ❺ 口腔ケアの依頼は、まず患者さんのキーパーソンから

　訪問診療の場合、私たち歯科医療者が患者さんにかかわれる時間は限られています。そのため、私たちの代わりに、口腔ケアを日々担ってくれる存在が必要です。そこでまずは、その患者さんにとってキーパーソンとなる人に口腔ケアに協力してもらうようにするといいでしょう。

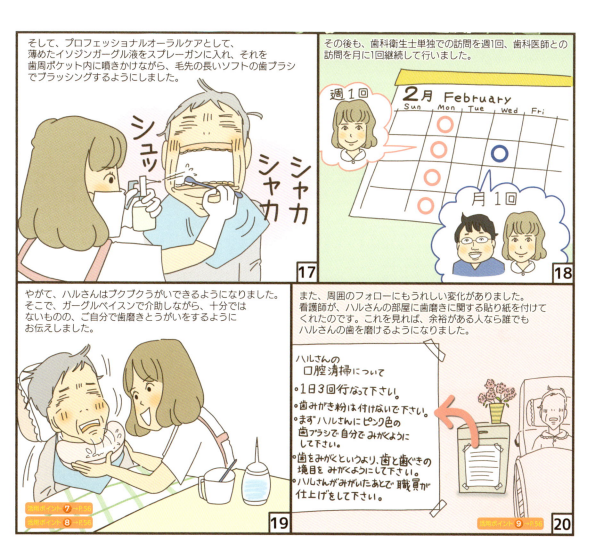

ハルさんの場合、キーパーソンである看護師に口腔ケアへの協力を理解してもらえたので、他の職員にもいっそう協力してもらえるようになりました。

活用ポイント 6 口腔ケアの依頼は無理には行わない方がよい！

多職種の中にも、歯科に協力してくれる人、協力してくれない人、協力したくない人、協力できない人がいることを知っておかなければなりません。多職種との連携は必要ですが、必ずしも声をかけた人が全員協力してくれるとは限らないのです。特に、口腔ケアについては、根気良く続けていれば、興味を持ってもらえることもあります。そのタイミングを見計らって、協力を依頼します。その時も、その人の職種・個性に合わせてお願いする方法を考えなければいけません。少しでも協力してくれたら誉めることも大切です。

協力していただける職員が見つかるまでは、無理に依頼はしない方が賢明です。ニーズが出てくるのをじっと待ちましょう。

活用ポイント 7　意思疎通の可否にかかわらず、ケアの気持ちを忘れずに

　患者さんに対して何かをお伝えしたりお願いしたりする時は、ご本人の体調や気持ちに寄り添うことが大切です。ハルさんのように意思疎通が難しい患者さんであっても、声かけをしながらケアをしていくと、こちらの意向をわかっていただけることがあります。

活用ポイント 8　ちょっとした一工夫が患者さんの安全につながる!

　歯磨きの際に私たちが重宝しているのが、100円ショップでも売っている油さしです（図2-1）。これに水を入れて、歯磨きの合間に患者さんの口腔内に水を入れます。この方が、患者さんに吸い飲みしてもらうよりも水量を調整しやすく、シリンジに比べてより多くの量を入れることができます。こうしたひと工夫があるだけで、スムーズで安全な対応につながると考えます。

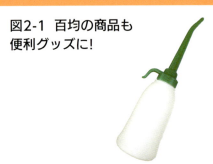

図2-1　百均の商品も便利グッズに!

活用ポイント 9　きちんと磨けているかチェックするのが歯科の役目

　ハルさんの場合、当初は歯磨きが本人に委ねられ、周りの介助が足りなかったために、磨き具合が不十分になっていました。「磨いている」と「磨けている」はまったく違います。その人に対し正しい方法でケアが行われているかどうかを確認し、そのための方法をお伝えすることも私たちの役目です。

　今回は、看護師による貼り紙がきっかけで、多職種による口腔ケアが徐々に定着してきましたが、歯磨剤を過剰に使用するなど、不適切な方法でケアがなされているケースもたびたびありました。日々のケアをお任せしている分、こういうときに専門家として注意したり、アドバイスすることは必要だと考えます。そして、賞賛と激励の継続が有効です。

　この貼り紙を発展させ、歯科衛生士が患者さんの口腔内を撮影し、口腔ケアの方法や注意点、使用する清掃の補助器具・器材を写真や絵を交えてわかりやすく書き、ラミネートした口腔管理票（図2-2）を作りました。ベッドサイドなどに置き、誰が見ても口腔ケアができるため重宝されています。皆さんもオリジナルの口腔管理票を作ってみませんか?

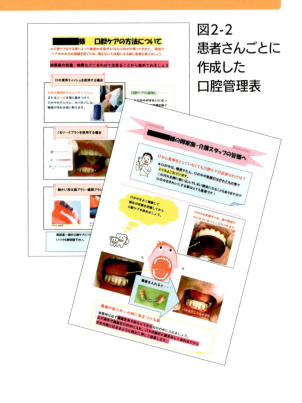

図2-2　患者さんごとに作成した口腔管理表

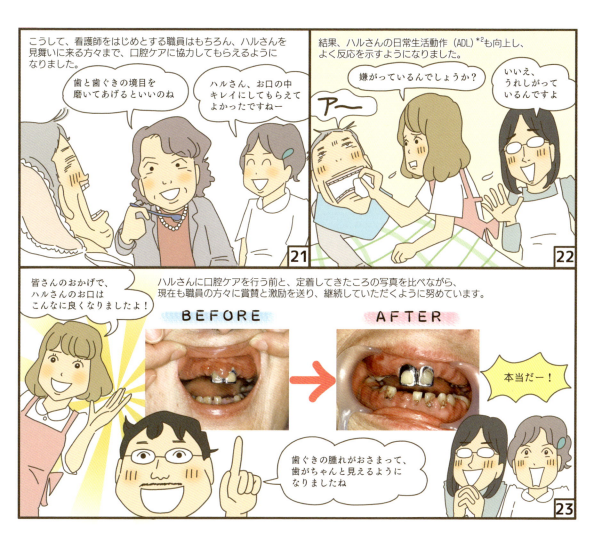

施設で勤務している歯科衛生士から

山田みほ
Miho YAMADA
介護老人保健施設
みずほケアセンター
歯科衛生士

より良いケア・治療のために、情報提供は的確に行っています

　提携している歯科医院に、訪問診療の申込を行う時には、歯科衛生士としての知識をなるべく活かし、利用者様の主訴や口腔内の状態などを的確に伝えるようにします。また、その方の全身状態や既往歴、内服薬、食事の種類、コミュニケーション能力などもお伝えすることで、本当に必要なケア・治療を先生方に行っていただくようにします。

職員の方と協力し、施設ならではの対応を行っています

　施設では、歯科衛生士が1人でがんばっていても、できることに限りがあります。したがって、他の職員の協力は欠かせません。「口腔トピックス」としてA4にまとめた用紙を回覧したり、研修会を実施して情報発信しています。ケアプランの見直し時には、会議に参加したりもします。毎日接している介護職員からの情報は、非常に重要です。

　そのため、歯科医院では考えられないような対応もありえます。たとえば、施設の利用者様は、身体に障害を持っていたり、手や指の力が弱くなっているため、義歯をわざと少しゆるくしていただき、自分で着脱できるようにすることもあります。また、う蝕や歯周病があっても、あえてようすを見ることもあります。利用者様が生活していくうえで少しでも負担が少なく、自分でできることを増やし、口腔を通じてADLの向上を目指すからです。

歯科医院で勤務した経験は、医院の外でも重宝します

　高齢者の場合、口腔に関する訴えは漠然としたものが多いため、本当に治療が必要かどうかは、専門職による判断が必要となることが多いです。これを担うのが私たち歯科衛生士ですが、その際に重宝するのが、歯科医院に勤めていた時の経験です。実際私も、職場における多くのトラブルや要望に関する対応、ご家族への連絡、応急処置などを、歯科医院で勤務していた頃の経験をもとに行っています。

　たとえば、担当者会議などの場で、患者さんのご家族に口腔内の問題点を報告する際、なるべくわかりやすく説明する必要がありますが、ここで診療室で患者さんに説明した経験がおおいに生かされます。

　病院・施設など、勤務する現場は変わっても、その根底にあるのは歯科医院での経験です。ですから、歯科医院で勤務している歯科衛生士の皆さんには、今の経験が今後外に出た時にも重要となることを知っておいていただきたいです。

うちの医院のこだわり・アイデア集

清潔さが大事です!

消毒の使い捨てティッシュやタオルは「除菌」や「消毒」とパッケージに書いてあるものを患者さんから見えるようにし、惜しげなく使いましょう(図2-3)。

また、施設や病院でお借りしたテーブルは必ず拭いてから使います。使った後も同様に拭いてから返します。緊急時用に個包装になっているアルコール綿や滅菌小折ガーゼもあると、患者さんにお渡ししたりもできるので便利です。

汚れには細心の注意を払おう

治療の際、なるべく切削屑が飛ばないように気をつけていますが、施設や病院によっては削りくずの汚れを嫌がられることがありますので簡易ボックスを使ったり(図2-4)、用意したゴミ袋の上で作業をすることもあります。帰る際にも、周りが汚れていないか必ずチェックするよう心がけましょう。

矯正用の器具が役立ちます

義歯のリベースや修理で、即時重合レジンが硬化して外れなくなったことはありませんか? 無理に外そうとなると周りで家族が見ていたり、患者さんは痛がる可能性もあります。その際に役立つのが、矯正用の「リムービングプライヤー」です(図2-5)。矯正のバンドを外すときに用いる器具ですが、プライヤーの先を歯の咬合面に当て、片方をクラスプに引っ掛けて外します。鉤歯を痛めることなく外しやすいです。

時短につながる便利グッズ

義歯を削合したり、乾燥させる際にエアーでスプレーすると治療時間の短縮につながり、ストレスのない治療ができます。歯科用コンプレッサーはパワーが弱いので市販のプラモデルなどの塗装に使う小型コンプレッサー(1〜2万円で購入可能)を利用しています(図2-6)。圧が安定するようにタンクを経由させ、技工で使うスプレーガンを取り付けます。4〜5kgと軽量なうえ、音も静かなので効率よく治療ができます。

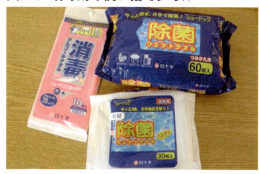

図2-3 消毒用の使い捨てタオル

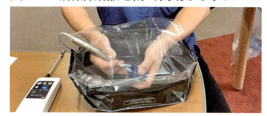

図2-4 切削屑飛散を防ぐ簡易ボックス

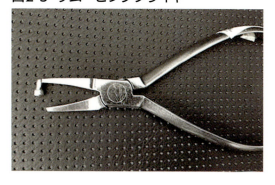

図2-5 リムービングプライヤー

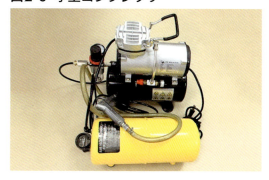

図2-6 小型コンプレッサー

訪問機材を安全に運ぼう

訪問の際、治療機材を運ぶのに利用すると便利なのが「車いす」です**(図2-7)**。以前は台車を使って運んでいましたが、車いすはタイヤが大きいので、段差を超える時にも荷物がずれたり、崩れ落ちることもなく使い勝手が良いです。私は自院の車いすを持参していますが、施設や病院には必ず玄関に置いてある場合が多いので、相談して利用させてもらうのもひとつの手段でしょう。

図2-7 車いすは機材運搬に役立つ

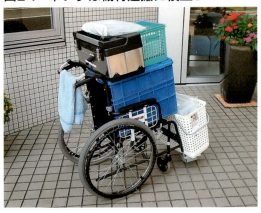

こんなときはどうしていますか？

Q1 訪問先で患者さんの体調不良などにより口腔ケアを拒否された場合、どのように対応をされていますか。

花形哲夫
花形歯科医院
歯科医師

口腔ケアを行わないことによる弊害について日頃から説明しておく必要があります。

　介護者の介助による口腔ケアも含めて、日々の口腔ケアは当然必要です。拒否されたからと言って、口腔ケアの実施程度には限界があったとしても、口腔ケアがまったく行われないということは避けるべきです。口腔ケアを行わなければ、口腔内は不潔になり、摂食嚥下機能等は低下し、体調不良は助長されます。まずは、口腔ケアが行われなくなることによる弊害について普段からきちんとご説明しておく必要があります。

　このような事態を避けるためにも、基礎疾患を考慮したうえで、訪問時に事前の体調等の情報を確認（ICTの活用）して口腔ケアを拒否する理由を把握することが必要です。そのうえで、理解できているかどうかにかかわらず、声かけなどでコミュニケーションを取ること、姿勢・ケアの器具等を考慮してその方の拒否の原因に対応する必要があります。また、基礎疾患に応じた緊急時の対応も考慮しておくことも必要です。

高屋 茂
高屋歯科医院
歯科医師

誤嚥性肺炎に関する注意喚起をしておきます。

　家族や施設の介護士、看護師などから、患者さんの体調不良について申し出があれば、その日の口腔ケアを中止させていただくこともありますが、その際は「体調がすぐれないときほど、誤嚥性肺炎が心配ですから注意してくださいね」と一言声かけしておきます。また、体調不良の状態等を聞き取り、カルテに記載しておくことも必要です。後日の口腔ケアに際しての重要な情報となります。

小野哲嗣
小野歯科浜風
診療所
歯科医師

口腔ケアを中止する場合でも、バイタルサインなどの確認は忘れずに。

　血圧やSpO_2等のバイタルサインを計測して、体調を確認したうえで、本人や家族、介護士などに口腔ケアの中断や中止の旨を申し上げます。

　また、後日に再び口腔ケアの実施要請があった場合には、訪問する前に本人の体調について問題がないか確認します。

Clinic 3　森田歯科医院（広島県・広島市）

訪問診療での患者さんとのかかわりは、キーパーソンを抜きには語れない！

森田 薫／榊原千明
Kaoru Morita　Chiaki Sakakibara

医院データ

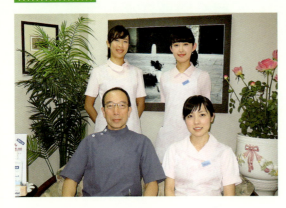

森田歯科医院

前列左側が森田、右側が榊原。

スタッフの人数	● 歯科医師1名（院長）、歯科衛生士3名（常勤）
訪問診療にかかわるスタッフの人数	● 同上
医院で訪問診療を始めてからの年数	● 27年
訪問診療に出向く頻度	● 隔週月・火曜日の午後、月1回水曜日の午後など
診療信念	●「迅速で柔軟な対応と全人的な医療を目指す」
訪問診療を始める経緯・きっかけ	● 老人病院での診療経験をもとに、母校の高齢者歯科学教室や日本老年歯科医学会などで研鑽を積んだことで興味を持った。
地域性	● オフィスビルに囲まれた市の中心街で、自家用車での訪問は困難なことが多く、主に徒歩や自転車、タクシーを利用している。

こんにちは。筆者（森田）は大学卒業後、たまたま老人病院の歯科に3年程勤める機会があったため、高齢者歯科に興味をもつようになりました。その後、故郷の広島で、父の診療室を引き継ぐ形で開業し、今は自院での診療に加え、在宅や施設（特別養護老人ホームとグループホーム）、療養型病院などへの訪問診療を、歯科衛生士と二人三脚で続けています。

　歯科医院に来院する患者さんの多くは、ご本人と歯科医療者だけで十分にコミュニケーションを取れる場合がほとんどです。しかし、訪問診療の場合はそうとは限りません。患者さんの全身状態や、意思疎通のレベル、生活環境などが一人ひとりまったく異なるため、ご本人とのかかわりだけでは済まないことが多々あるからです。したがって、ご家族を含め、患者さんと歯科医療者との間にかかわる人々、特に「キーパーソン」となる人の存在しだいで、診療の方向性がおおいに変わります。

　そのことについて、今回の患者さんのお話からお伝えしたいと思います。

本ケースの登場人物

岩崎さん（仮名）
今回の患者さん。訪問当初は一人暮らしで、ご自宅は当院から車で10分ほどの距離の住宅街にあった。1930年1月生まれ（初診時81歳）。腰椎の圧迫骨折などで歩行が困難。要介護度4だが、介助をすれば、座位をとって車いすへ移乗することはかろうじて可能。上顎は|3 の残根のみを残して金属床の総義歯が入っている。下顎は義歯はなく、5┼4 まで主にセラミックスの補綴物が入っている。食事は時間がかかるものの、ほぼ介助なしで普通食を食べられる。高血圧薬（ニューロタン）とビスフォスフォネート薬（ボノテオ）を服用中。

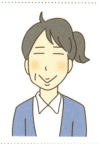

福元さん（仮名）
最初に岩崎さんを紹介して、訪問のきっかけを作ってくれたケアマネジャー。当初のキーパーソン。森田歯科医院では、これまでにも福元さんからの紹介で訪問診療を行っている。

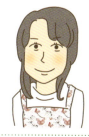

奥田さん（仮名）
今回の名脇役。福元さんの後のキーパーソンであり、筆者いわく「スーパーキーパーソン」。とても気遣いのできる、笑顔の素敵な優しい女性。

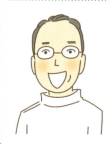

森田（筆者・歯科医師）
森田歯科医院の院長。診療の傍ら、歯科衛生士の育成教育にもかかわっている。趣味は、マリンスポーツと音楽活動。

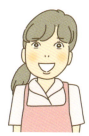

榊原（筆者・歯科衛生士）
森田歯科医院の歯科衛生士。当初から岩崎さんの担当として森田に同行しており、岩崎さんの訪問診療には欠かせないパートナー。今話題のカープ女子！

マンガでCHECK!

CASE　キーパーソンの力を借りて訪問診療をスムーズに!

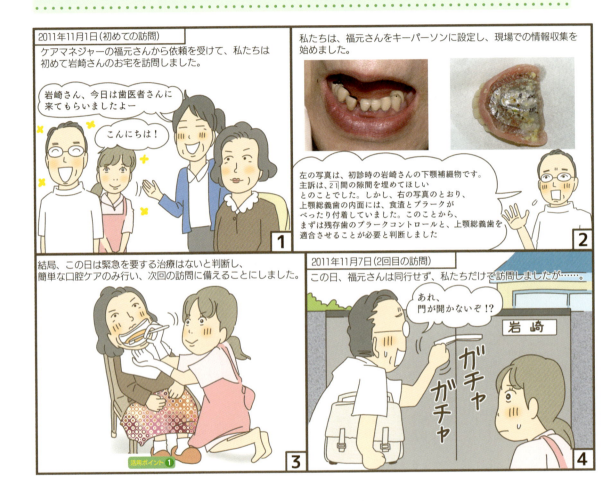

活用ポイント 1　訪問初日から、あれこれやろうと焦らないで!

　歯科医院が私たちのホームグラウンドであるならば、**訪問現場は完全にアウェイ**です。その場所で、私たちの思いどおりの仕事ができて、かつ患者さんにも満足していただけるようになるには、**お互いにある程度時間を要することが多い**のです。つまり、まずは**患者さんとの信頼関係を構築しないことには何も始まらない**ということです。

　場合によっては、なかなか心を開いていただけないこともあります。そんな時は、無理に何かしようとするのではなく、可能な限りじっと待つことも必要なのです。

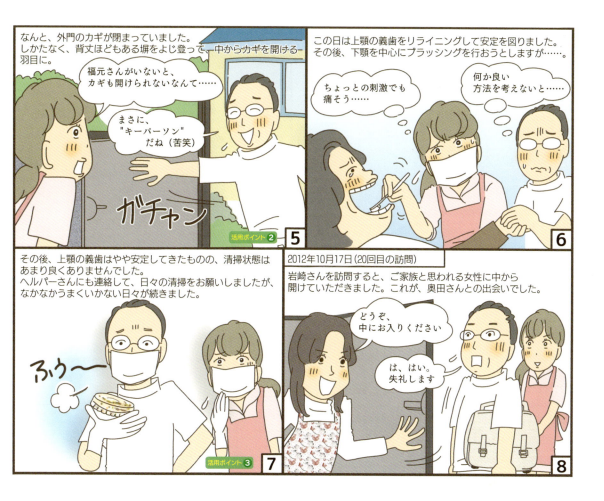

活用ポイント ❷ ささいなことでも、こまめに連絡を!

　患者さんの家のカギを開けてもらうというのは、一見大したことではないように思えるかもしれません。しかし、そんなささいなことであっても、つねに **連携とこまめな連絡** が欠かせないことを痛感しました。

　今回は、福元さんと話し合った結果、岩崎さんの家のカギを特定の場所に隠してもらい、以後私たちだけで訪問することにしました。

活用ポイント ❸ その場しのぎのケアで精いっぱいの時もある!

　初診後、主訴である下顎の補綴物の隙間を接着性レジンで埋めましたが、依然として上顎下顎ともに義歯の清掃状態は不十分で、食渣も溜まりやすい状況でした。また、下顎の歯肉の発赤が少し強くなっていたので、軟らかめの歯ブラシとIDブラシで清掃していました。しかし、痛みが強く、十分にケアを行うのが難しいため、訪問の頻度を増やすべきか担当の歯科衛生士と話し合いました。さらに、上顎の義歯を再度リライニングし、臼歯の人工歯の形態も少し変えて安定を図りましたが、突出した下顎の補

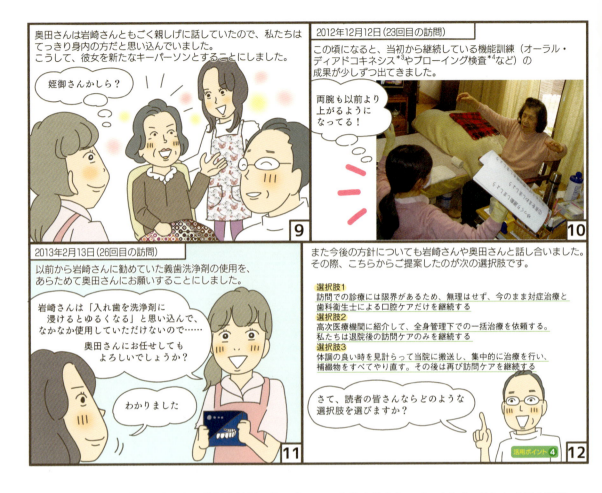

綴物とのバランスが悪く、なかなか満足な結果にはなりません。

　岩崎さんが少しでも体調が悪くて寝ておられると、ほとんど清掃は行われないので、義歯の汚れはいっそうひどくなっていました。月に1、2回の訪問時に、私たちでなんとか清掃と歯頸部へのフッ化物塗布を行ってカバーしますが、根本的解決にはなっていませんでした。

活用ポイント 4　教科書のように、1つの正解を見つけるのは難しい！

　12コマ目で提示した3つの選択肢のうち、もっとも無難なのは選択肢1かもしれません。また、選択肢2がうまく機能すれば、安全で良好な結果も期待できるでしょう。しかし、いずれにしても丸投げ感は否めません。自分たちの力不足を棚に上げ、どことなく及び腰の対応にも思えました。しかし、かといって選択肢3を選ぶのは容易ではありません。

　このように、判断に悩まされる場面に遭遇することは多々あります。**教科書のように、1つだけの正解を見つけ出すことは非常に難しいのです。**これは、訪問診療に限った話ではないと思います。

　今回、私自身も最初からゴールがはっきりと見えていたわけではありませんでした。最終的に選択肢3を選んだ決め手は、奥田さんが時間をかけて岩崎さんを説得してくださったこと、そして岩崎さん本人から「やっぱり先生に治療してほしい」というありがたいお言葉をいただいたことでした。

2013年4月17日(30回目の訪問)

内科主治医の見解も含めて、何度も話し合いを行いました。その結果、ついに選択肢3に決定しました。

「それでは、岩崎さんの体調の良い時に、当院にお越しください」

「はい、よろしくお願いします」

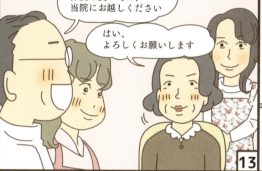

⑬

2013年7月16日

奥田さんに連れられて、岩崎さんが来院されました。
当院は、街中のオフィスビルの2階奥に位置する小さな診療所ですが、かろうじて車椅子で診療所まで入れるように設計してあります。
ここで、スタッフ総出で動いて、治療の準備を行います。

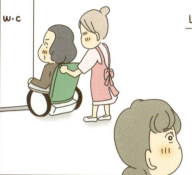
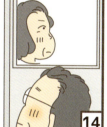

⑭

その後、2時間ほどかけて下顎の補綴物をすべて除去し、残根の上に即時の総義歯を作製しました。
$\overline{2|4}$ は一気に根管処理を行い、残根として残せましたが、$\overline{5}$ と $\overline{3}$、そして $\underline{3}$ の残根は保存不能と判断しました。
しかし、抜歯だけは岩崎さんが頑なに拒否されたので、これらの歯はこの状態のままで清掃を続け、経過観察をすることにしました。

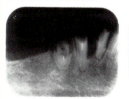
下顎右側補綴物除去時エックス写真。

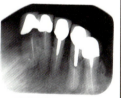
下顎左側旧補綴物エックス線写真。固定式の補綴物の下で、う蝕が進行しているのがわかる。

⑮

下顎の固定式補綴物を除去した後、残歯を根面状態にしたところです。表面麻酔剤を塗布しながら歯科衛生士による清掃を続けた結果、歯肉の状態は改善しつつありました。

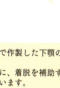

チェアサイドで作製した下顎の仮義歯です。
左右の犬歯部に、着脱を補助するノブを付けています。

注意！
根面状態にすることは、ケアが安易な反面、そのケアを怠ると二次う蝕や歯周病の悪化を招く恐れがあります。そのメリットを生かすも殺すも、継続した口腔ケア次第といえます。

⑯

帰り際に、長時間がんばられた岩崎さんにお声かけすると、逆に労っていただきました。私の方が、よほどくたびれた顔をしていたのかもしれません(笑)。

「お疲れさまでした！」

「先生こそ、本当にお疲れさまでしたねぇ……」

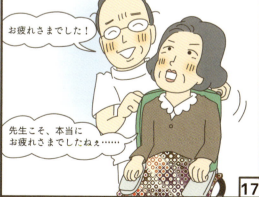

⑰

2013年12月4日(41回目の訪問)

ブラッシング時の疼痛がなくなったことを確認してから、上下の総義歯を新しく作製しました。

「以前より、見た目も良くなりましたね！」

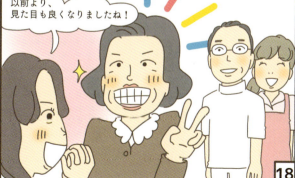

⑱

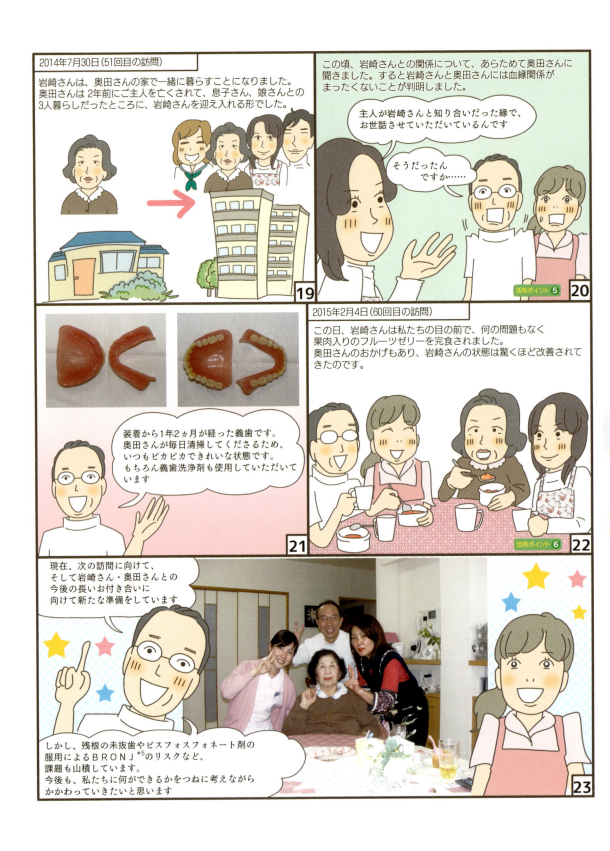

活用ポイント 5　キーパーソンがもたらす影響は非常に大きい!

　奥田さんは、実の親子以上に親身になって岩崎さんのお世話をされていました。また、お2人の会話は飾り気がなく、非常にストレートですが、聞いていてどこか温かさを感じられました。何より、日々の生活に会話とリズムがあるのが良かったのでしょう。奥田さんと生活し始めた頃から、岩崎さんの状態が少しずつ上向き、訪問するたびに若返っているように見えました。

　一時期、奥田さんが足の怪我で不在にしていたことがありました。その間、毎回異なる家政婦さんが来られていましたが、口腔ケアに対する関心が薄く、訪問のたびに一から説明する必要がありました。義歯も入れっぱなしにされていることが多く、岩崎さんの口腔内も荒れており、いかに奥田さんの存在が大きいかを痛感したものです。

活用ポイント 6　生活の中からも患者さんの変化を見て取れる!

　訪問現場、特に在宅は患者さんの生活の場であり、食事風景を拝見できる場でもあります。また、一緒におやつをいただきながら、コミュニケーションを図ることが可能な場でもあります。このようなちょっとしたところからも、**患者さんが変わっていくことを観察することは非常に重要です。**

本事例からの学びどころ

担当歯科衛生士（榊原DH）から

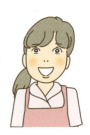

> 岩崎さんや奥田さんに会うことが楽しみになっているのは私たちの方でした。このような関係が長く続けられるように、これからも知識を増やしていきたいと思っています。

❀❀ キーパーソンの手助けは不可欠！

　訪問診療では、岩崎さんのように長く付き合える患者さんはけっして多くありません。認知症で一人暮らしの方や、老々介護の方などの場合、継続したケアが難しくなります。やはり、患者さんと長く継続してかかわるためには、**キーパーソンとなる主な介護者の手助けが必要です**。ご家族だけでなく、その患者さんとかかわる人とのつながりが重要だと感じています。

　今回登場した奥田さんは、歯科に対する関心が高いため、気になることやわからないことを随時質問してきてくださいました。そのため、今後岩崎さんのためにどうするべきかを一緒に話し合ったり、無理のないペースでケアを続けられるので、大変ありがたい存在でした。

❀❀ 日々の食事や会話こそ、何よりの訓練につながる

　私たちと岩崎さんとのつながりは歯科に関することが中心ですが、岩崎さんの生活自体はそうではありません。生活するためにやらなければいけないことがたくさんある中で、歯科を取り入れてもらっているのです。したがって、けっして無理強いや詰め込みはしないようにしていました。

　たとえば、機能訓練について、「私たちの訪問時以外も毎日必ず行うように……」とは、特にお伝えしていません。ご本人のやる気や体調、予定を考慮し、できる時間があればやっていただく、という程度でよいのではないかと考えています。訓練は、毎日やらなければいけないことというよりも、岩崎さんにとっての楽しみになっていてほしかったのです。

　何より、日々の食事や奥田さんとの会話がいちばんの訓練になると考えました。ですから、毎日必ずしてもらうことは、歯磨きと義歯のケアに限っていました。

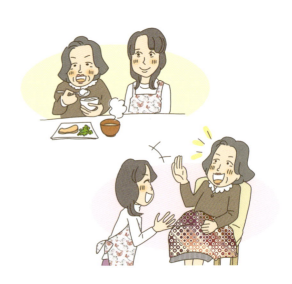

担当歯科医師（森田DR）から

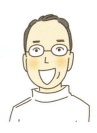

元気に歩ける頃には、岩崎さんも何軒かの歯科医院へ治療に出かけられていたようですが、当時は私たちを一番に頼りにされていました。その分、責任の重さを感じていました。

相手を思いやる心も忘れずに

　開業歯科医師と歯科衛生士は、訪問の限られた日数と時間の中で何らかの結果を出していかなければなりません。そのためには、事前の準備が非常に大切です。岩崎さんの口腔機能を維持するために、榊原は毎回いろいろと工夫して訓練用の道具を手作りしてくれていました（**図3-1**）。表に見える訓練の成果以上に、榊原の思いが岩崎さんや奥田さんにも伝わり、相乗効果を生んでいたのではないかと思っています。

　学生教育でもお話ししていますが、歯科衛生士に必要なものは専門的知識や技術といったハード面と、人に対する思いやりなどのソフト面、つまりハートの部分だと思います。どんなに優れた知識や技術があっても、それが押し付けになってしまうと、特に訪問診療ではなかなか相手に受け入れていただけないことも多いのです。

　榊原には、これからも今のスタンスを大切にしていってほしいと思います。

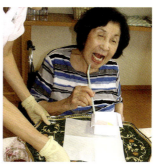

図3-1　ゲーム感覚でトレーニング！

薄い紙片をストローで吸いつけて箱の中から出すゲームをしてもらっていた。このように、毎回工夫して手作りの訓練道具を持参し、ゲーム感覚で訓練を行うことで、モチベーションを維持してもらっていた。

訪問診療成功のカギを握るキーパーソンの育成も、今後の課題

　今回の岩崎さんのケースは3年間で計60回を超える訪問が続きました。単独の在宅訪問ということもあり、一回の訪問時間を平均すると40〜50分くらいで、時には1時間を越えることも珍しくはありませんでした。このように、時間をかけ、なおかつそれなりの結果を出せるケースというのは実に稀なことです。何よりも、奥田さんのようなスーパーキーパーソンと毎回運よく出会えるとは限りません。

　それならば、**キーパーソンになり得る人を育成していくことも今後の私たちの課題**でしょう。そのためには、継続的な歯科治療や口腔ケアの重要性を、今以上に社会に広めていく必要があると思います。

「苦しまない口」をつくることは必須だが、けっして単純なことではない

　私たちの専門である口には、「見せるための口（時には魅せるための口）」「しゃべるための口」「歌うめのの口」、そして「食べるための口」といった具合に多くの役割がありますが、その人のライフステージ

によって、それぞれの重要度が少しずつ変化していきます。そして、最終的には「苦しまない口」をつくることも私たちの重要な仕事だと思います。

私もこれまでに多くの「苦しむ口」に出会うたびに、十分に対応できない自身の無力さに打ちひしがれてきました。その患者さんにとって何を優先しなければならないのか、それは簡単に線引きできるものではありません。また、単純に残された歯の数などで評価できるものでもありません。だからこそ、一人ひとりに合わせて考える必要があるのです。

今回、岩崎さんの口腔内について、審美性と食べる機能を改善しながらシンプルな形態にし、ケアのしやすい形にできたことで、「苦しまない口」づくりに向けて一歩前進できたのではないかと思っています。

歯科医師にとって、歯科衛生士はもっとも重要な相談相手である

患者さんや周囲の人々とかかわる際、私は担当歯科衛生士（今回は榊原）とできる限りお互いが納得いくまで話し合うようにしています。歯科衛生士は、単に診療の補助や口腔ケアを任せられるだけの存在ではありません。歯科医師が治療方針を決定するうえでも、もっとも重要な相談相手であることは間違いないのです。

多職種連携だけでなく、「診々連携」も欠かせない

今回のテーマである「シームレス診療」という言葉には、「多職種連携による切れ目のない診療」というイメージがあると思います。それはとても大事なことなのですが、それ以前に、同職種である歯科医師どうし・歯科衛生士どうしの連携、つまり診々連携がうまくできているでしょうか。

今回のケースにしても、今になって思えば、訪問診療を始める前に、岩崎さんを過去に診療されたことのある歯科医師に連絡して、情報交換をしておくべきだったかもしれません。また岩崎さんが途中で入院された時には、入院先の歯科関係者にもう少し情報提供をして、口腔ケアの継続を依頼しておけば、口腔環境の悪化を緩やかにできた可能性もあります。そういう意味では、私たちの診療もまだまだシームレスとは程遠い、パッチワークだったかもしれません。しかし、今後の努力によって、そのつなぎ目・縫い目を少しずつ小さくしていくことは可能だと考えています。

オーラルフレイルの概念をふまえ、患者さんの今と将来を見据えた準備を

現在、日本老年医学会では、高齢になって筋力や活力が衰えた段階を「フレイル」と名付け、予防に取り組もうとする提言をまとめています。一方、日本老年歯科学会においても、口腔機能の虚弱期を「オーラルフレイル期」として、その時期の対応がサルコペニア[*6]の予防などに重要であると訴えています。それを頭の隅において訪問に向かうことで、今回の岩崎さんのようなケースでも、今やっておかなければならないことが少しずつ見えてくる気がします。

私たちは、自分たちがかかわった患者さんが高齢になっても、最後まで生活の質を維持できるように考えていかなければなりません。今、目の前の口の状態、問題について考えることももちろん大切ですが、それだけではなく、その先を見据えて今から準備すべきことは何なのか、それが問われ続けていると思います。そして、そのことをいちばん理解しておかなければならないのが、私たち歯科医師と歯科衛生士なのです。

> 岩崎さんのその後

患者さんからの学びを今後に生かしたい

　その後、舌の送り込みに問題があると考え、上顎義歯を改良する形でPAP（舌接触補助床）を作製したり、口腔ケアの妨げにもなり気になっていた残根の抜歯をしました。手術自体はそれほど難しいものではありませんでしたが、恐怖心が強く薬剤アレルギーの既往もある岩崎さんを考慮し、全身管理のできるH総合病院の歯科・口腔外科へお願いしました。シームレスな診療をめざし、事前に病院を訪れて何度か情報交換と打ち合わせをしました。

　抜歯後は、抜歯部位の治癒促進と顎骨壊死予防を兼ねて、半導体レーザーを持参し、義歯の再裏装を行いました。岩崎さんの摂食嚥下機能は我々も驚くほど回復し、なんと生のリンゴを食べることができるようになりました。

　ところが、その後、訪問された内科医の勧めで腎機能検査のため、S病院へ入院されることに。しばらくして奥田さんから連絡があり、なんと、「食事に時間がかかる……」という理由で入院先では上下義歯を外され、経口摂食を止められてしまい、満足のいく口腔ケアも行ってもらえないので我々に来てほしい、とのことでした。

　しかし、ここには大きな壁が。この病院には歯科・口腔外科があり、少なくとも2016年4月の保険改訂までは外部からの歯科訪問診療は原則出来ない決まりになっていたのです。歯科・口腔外科に代わりを引き受けてもらうにも、担当医師の許可がなければ勝手に行うことができません。奥田さんを通じて何度かお願いをして頂いたのですが、なぜか歯科が介入することを頑なに拒否されてしまいました。

　しばらくは奥田さんによる簡単な口腔ケアの継続をお願いし、我々は岩崎さんの早期回復と退院を祈りつつ待機することになりました。しかし、残念ながら2016年6月末、岩崎さんは奥田さんに見守られながら86歳の生涯を閉じられました。

　私はここで検査入院の必要性についての議論をするつもりはありませんが、入院には、しっかりと療養して健康を取り戻すという目的もあると思っています。我々はこのような形で岩崎さんとお別れをしてしまったことに大きな衝撃を受けています。

　今、我々は岩崎さんや奥田さんとの出会いから今日までの出来事をあらためて総括し、そこから何かを学んで前に進んでいこうとしています。そして、そのことを今後の診療やケアに、また教育の場へと生かしていくことが、大切な責務のように思えます。

うちの医院のこだわり・アイデア集

アセスメント資料にひとくふう

当院では、改良を重ねたオリジナルのアセスメント表や歯科衛生士の口腔ケア実施記録表を作成して使用しています(**図3-2**)。また、患者さんのカルテには初診時を始め、必要に応じて撮影した顔写真などを貼ることで、訪問診療の準備と確認に役立てています(**図3-3**)。

図3-2 オリジナルの口腔ケア実施記録表

口腔ケア実施記録

患者氏名	生年月日 年　月　日　歳　男・女	食事の状態	ケア時の体位	主な病状

実施日時					
体調					
ケア使用具 （使用したものを○でかこむ）	歯ブラシ・歯間ブラシ ペプチサルジェル・ペースト マウスウォッシュ オーラルウエッテ その他（　）	歯ブラシ・歯間ブラシ ペプチサルジェル・ペースト マウスウォッシュ オーラルウエッテ その他（　）	歯ブラシ・歯間ブラシ ペプチサルジェル・ペースト マウスウォッシュ オーラルウエッテ その他（　）	歯ブラシ・歯間ブラシ ペプチサルジェル・ペースト マウスウォッシュ オーラルウエッテ その他（　）	歯ブラシ・歯間ブラシ ペプチサルジェル・ペースト マウスウォッシュ オーラルウエッテ その他（　）
ケア内容 汚れ状態、口内炎など 気づき、変化 口腔機能訓練 マッサージ 摂食、嚥下訓練含む					
その他 体調、病状、できごと 次回行うことなど					
購入物品					
実施者					

図3-3 顔写真付きカルテ

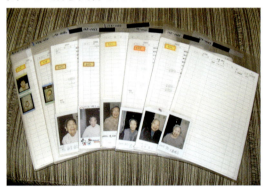

DRとDHの荷物は分けてコンパクトに

訪問にあたっての最重要事項の一つが**忘れ物をしないこと**です。過去に苦い経験をしてきたこともあり、バッテリーの充電確認などには特に気をつけています。また、迅速な対応をするために、訪問道具をDRの治療道具セット、DHの口腔ケア道具セットに分けて極力コンパクトにまとめています(**図3-4**)。特に手動式のエアーポンプは安価で持ち運びがしやすく、必需品となっています。

図3-4 訪問道具セット

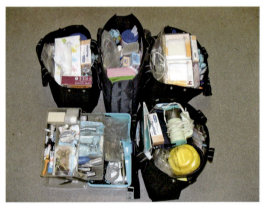

写メールも手段のひとつ

訪問先との情報交換には、電話や書面・FAXだけに頼らず、携帯メールで写真や画像を送信し、より正確な患者さんの状況確認に役立てています(**図3-5**)。

図3-5 情報共有に役立つ写メール

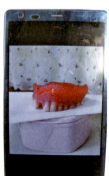

Clinic 4 　近藤歯科医院（静岡県・静岡市）

口腔ケアによって、患者さんや周囲のその後に与えられる影響は大きい！

近藤匡晴／白鳥和枝
Kuniharu KONDO　Kazue SHIRATORI

医院データ

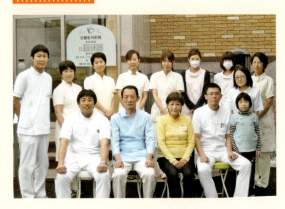

近藤歯科医院

前列左端が近藤、後列左から4番目が白鳥。

スタッフの人数	●歯科医師5名（訪問専属2名）、歯科衛生士5名（常勤1名、訪問専属の常勤1名、パート1名、訪問専属のパート2名）、歯科助手5名（常勤3名、訪問専属の常勤1名、パート2名）
訪問診療にかかわるスタッフの人数	●歯科医師2名、歯科衛生士3名、歯科助手1名
医院で訪問診療を始めてからの年数	●13年
訪問診療に出向く頻度	●月曜日〜土曜日（訪問専属スタッフによる）
診療信念	●「いつまでも、患者さんにかかわれる歯科医院」
訪問診療を始める経緯・きっかけ	●祖父の患者さんに「通院できないので何とかしてほしい」と相談を受け、マイクロモーターとバーを持って訪問をしたことが始まり。
地域性	●高齢化率が高く、温暖な気候で富士山もあるため介護施設も多い政令指定都市。駐車場に困ったことも、ほとんどない。

筆者（近藤）は、歯科衛生士の白鳥と毎日訪問診療に出向いています。当院では、診療室での診療を理事長である父や、院長である弟、他のスタッフに任せています。ですから、私たちは訪問診療に専念できるというわけです。

　皆さんは、今まで歯科医院に来院される患者さん以外の方の口腔内を診たことがありますか。多くの歯科医療者は、寝たきりなどで通院困難な方にはあまり会う機会がないのが現状です。医科に比べて、歯科の高齢者医療への対応の遅れは、このかかわりのなさから起こっています。実際に、歯科医師と歯科衛生士が高齢者と接触しなければ、高齢者医療における自分たちの必要性に気が付かないのだと思います。

　私たち自身が早く高齢者医療における歯科の必要性に気付き、いかに歯科医療者以外の方々に頼られるかが大切です。患者さんやご家族、かかわりのある他職種の方々に信頼され頼ってもらえる、これがシームレス診療の大切な入口ではないでしょうか。

　今回は、口腔ケアを行ったことで、かえって問題に発展してしまった例も挙げています。それは、とにかく口腔ケアを行えば何でも解決するという単純なものではないということを知ってもらいたいからです。患者さんのエピソードをつうじて、一緒に考えてもらえれば幸いです。

本ケースの登場人物

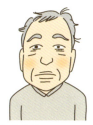

後藤さん（仮名）
CASE1の患者さん。初診時83歳（1931年生まれ）の男性。近藤らのはたらきかけで、口腔ケアに積極的に取り組んでいるデイサービスに通うようになったのをきっかけに、口腔内の状態が劇的に改善された。

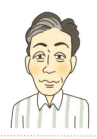

青石さん（仮名）
CASE2の患者さん。初診時67歳（1938年生まれ）の男性。当初は胃ろうが造設されていたが、口腔ケアとリハビリによって、普通食を経口摂取できるようになった。しかし、その後思わぬ事態に発展することに……。

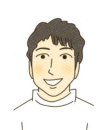

近藤（筆者・歯科医師）
近藤歯科医院の副院長。訪問診療専門の歯科医師として、日々地域住民の口腔の健康を守るために奮闘している。

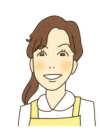

白鳥（筆者・歯科衛生士）
近藤歯科医院の歯科衛生士。10年以上近藤とチームを組んで訪問診療に出向いている。

マンガでCHECK!

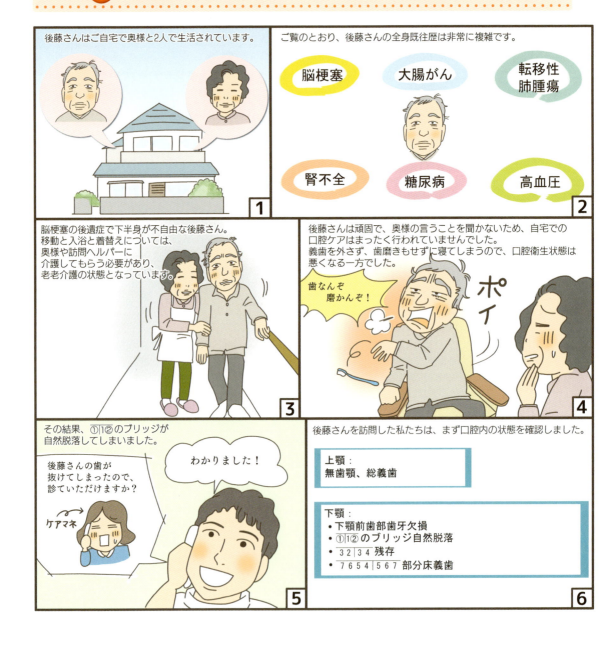

CASE ① 介護サービスも利用して、口腔内の改善につなげる!

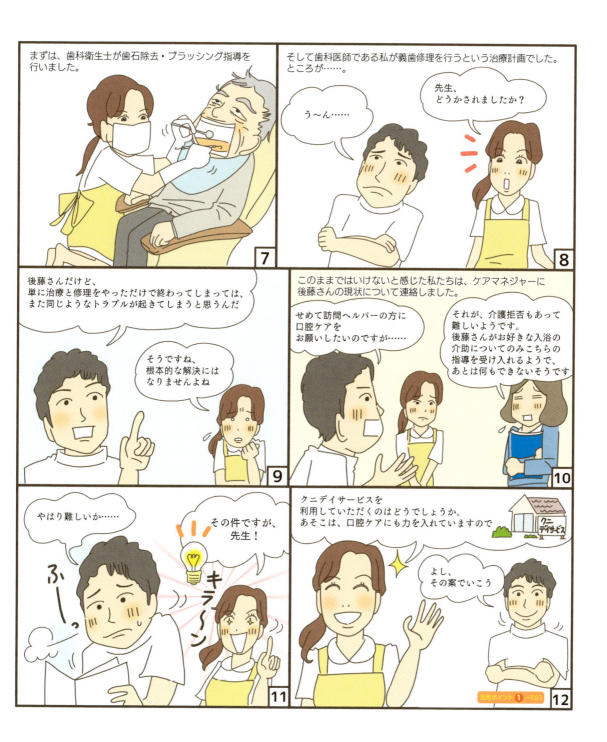

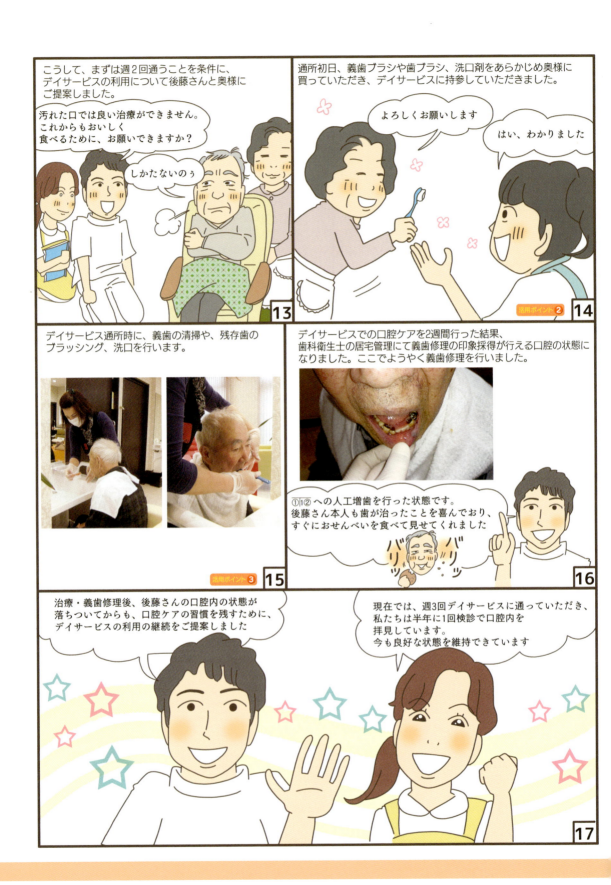

活用ポイント 1 　地域の介護施設の情報・特徴を知ろう！

　地域で口腔ケアやリハビリに力を入れている施設や、歯科治療の受け入れが可能なショートステイなどを知っておくと、ケアマネジャーや家族との話し合いに役立ちますし、その知識が他職種の理解を得て、信頼されることにつながります。

　私たちが患者さんにかかわれるのは1週間のうちほんの1日だけです。患者さんのより良いQOLを考えるには、介護職の力を利用することも大切です。

活用ポイント 2 　歯科の訪問診療だけでは、限界があることもある！

　訪問診療において介護保険を利用することで、歯科衛生士は居宅療養管理指導として口腔ケアの指導を行えます。しかし、介護保険では、訪問回数は月4回という制限があるため、どんなに積極的に患者さんとかかわろうとしても、せいぜい1週間に1回程度になってしまいます。つまり、日々のケアは、ご家族や介助者、他職種に委ねられます。そのため、そのような制限がある中でどうしたら患者さんの口腔の健康を守れるのか、考えてくふうする必要があります。

　後藤さんの場合は、私たちの訪問診療に加えて、介護サービスを利用することで、口腔の管理をより積極的に行った結果、口腔環境の改善につながりました。

活用ポイント 3 　"あたりまえ"だと思われることもきちんと伝えよう！

　義歯は、外側だけでなく内側も非常に汚れやすいので、必ず外して磨くようにしましょう。はめたまま磨いてはいけません。また、義歯はぬめるので、指でつままずにしっかり手のひらの上に乗せましょう。高価な義歯の場合は特に取り扱いに注意が必要です。

　こうしたことは、ご家族や他職種に清掃を依頼する際にも必ずお伝えすべきです。私たちにとって「できてあたりまえ」ということが必ずしも行われているとは限らないのが訪問診療です。

CASE 2 歯科の介入がトリガーとなることも!

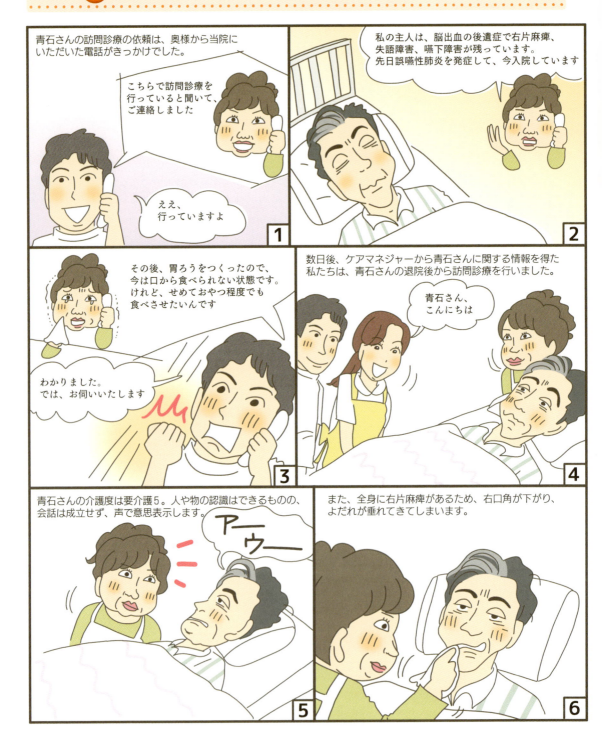

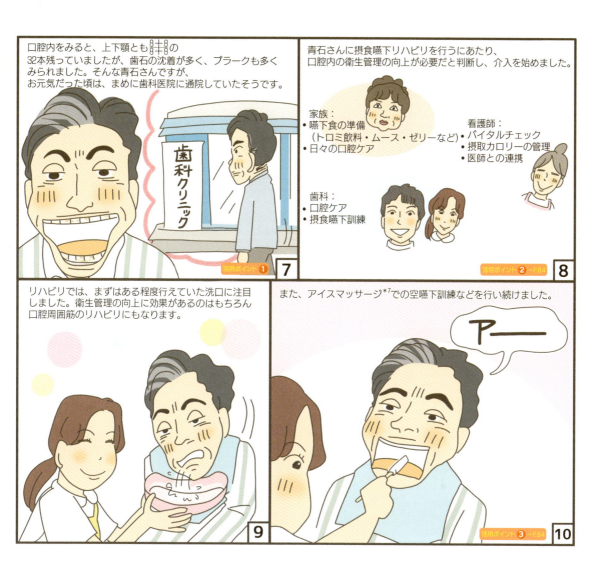

活用ポイント ① 患者さんが元気だった頃のようすも知ろう!

　青石さんは、まだお元気だった頃にはきちんと歯科医院に通院されていたそうですので、口腔衛生管理に対する意識は高かったと思われます。このように、以前歯を大切にしていた方は、口腔ケアを受け入れていただきやすく、歯科医院におけるブラッシング指導やPMTCなどの経験もあるように思います。

　実際、青石さんも初期の歯周治療は非常に快く受け入れてくれました。このことから、歯科医院における歯科衛生士の努力は、訪問診療においても生きていると考えます。

活用ポイント 2　他職種との報・連・相を怠らない!

　訪問診療において、医療職や介護職など他職種との連携は絶対に必要です。一方で、私たち歯科医療者は制限もあり、週に1回しか訪問診療に行けません。したがって、患者さんの日々の体調管理、食事、口腔ケアなどを行うのは、家族や介護職員（ヘルパー）が中心となります。そこで、書面や電話などで報告・連絡・相談を行ったり、逆に介護側から疑問点を吸い上げたりするなど、つねにコミュニケーションを怠らないようにしなければいけません。

活用ポイント 3　チューペットでアイスマッサージ

　アイスマッサージは、箸などに巻いて凍らせた綿棒に少量の水をつけて、軟口蓋や舌根部を軽く2〜3回刺激(**図4-1**)した後、空嚥下をさせます。これを、3〜5回程度繰り返します。

　認知症などを併発している方や口を閉じがちな方などの場合、綿棒をくわえてしまったり、吸ってしまい綿花が外れたりと危険な場合もありますので、筆者はチューペット(**図4-2**)を使用しています。毎回、アイス棒を作らなくてよいですし、口唇を閉じてしまってもアイスに印をつけておけばどこまでアイスが入っているかわかります。また、施設の職員や、ご家族に行ってもらうときに指導しやすいでしょう。

図4-1　アイスマッサージの刺激部位

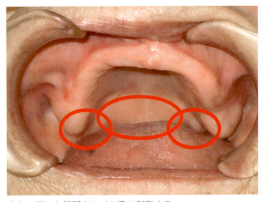

赤丸で示した箇所をアイス棒で刺激する。

図4-2　チューペットのアイス棒

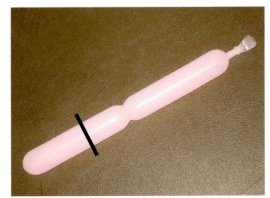

口をすぼめてしまっても、どこまでアイス棒が入っているか把握できるように、図4-1の赤丸から口角の距離まで、マジックでラインを印しておく。

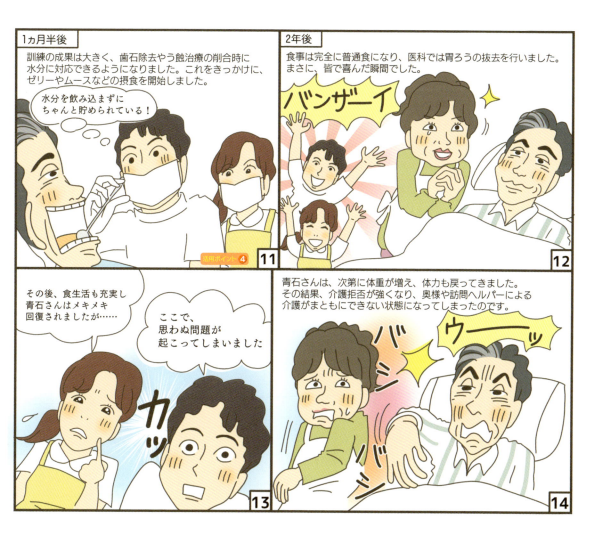

活用ポイント ❹ 普通食への移行訓練は準備万端の体制で望もう

　完全食へと移行するうえで、摂食嚥下においては、基本に準じて呼吸機能や頸部・口腔・口唇・頬・咽頭・喉頭の動きや所見をチェックし、RSST[*8]や改定水飲みテスト[*9]、聴診を行いました。それにくわえ、口腔ケア時の反応も確認し、判断していきました。

　また、万一誤嚥などをしたときに備え、吸引をしっかりできるように、筆者（近藤）を含め訪問する歯科衛生士も指導、訓練を受けました。摂食嚥下訓練で、食物を食べさせる前には、必ず主治医に状況を報告してから行います。もちろん、誤嚥性肺炎が起こる可能性があることもです。

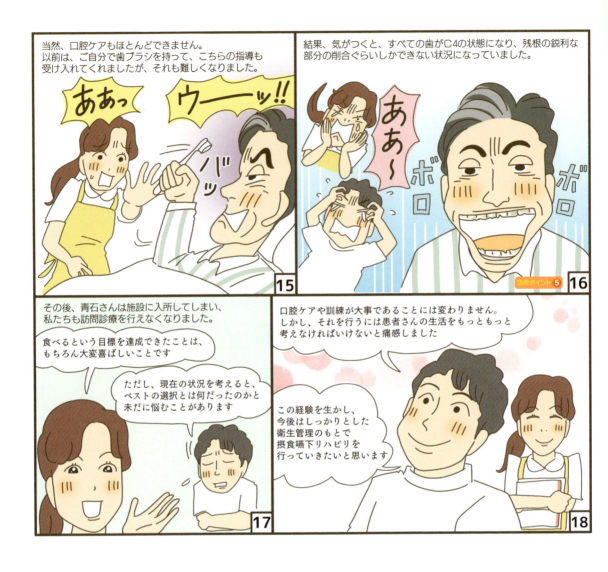

活用ポイント ❺ プロケアだけではダメ。日々のケアが欠かせない!

　口腔ケアが十分に行えなくなった結果、青石さんの口腔内ではう蝕や歯周病が進行していきました。こうなると、当然ブラッシング時も痛むので、ますます拒否が強くなってしまいます。私たちが行うプロフェッショナルケアは、歯科医師・歯科衛生士の2人組で行うので、そういうケースでもなんとかなります。しかし、日常の口腔ケアとなるとそうはいきません。さらに、拒否が強くなってしまうと、その他の介護にも時間がかかってしまうため、訪問ヘルパーによる口腔ケアも望めません。このようにして、ますます口腔ケアを受け入れられなくなった結果、口腔が崩壊してしまう悪循環に陥ってしまいました。口腔内の不衛生は誤嚥性肺炎のリスクも高めてしまうので、良いことが何もありません。

　私たちだけががんばろうとしても意味がないということを、あらためて実感しました。

本事例からの学びどころ

担当歯科衛生士(白鳥DH)から

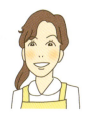

あせらず繰り返す。
これがポイントです。

介護が必要な方への感覚の切り替えが大切

　口腔衛生について、院内勤務時と訪問診療時とで同じように捉えてしまっていてはいけません。要介護高齢者は思うように手が動く方ばかりではありませんし、教えたことをすぐに忘れてしまうこともあります。体の動きもゆっくりです。そのような方々を理解し、同じような時間の流れをつくり、そのうえで、患者さんに合った口腔ケアを提案し指導していきます。患者さんの生活をよく理解し、QOLを向上させる口腔ケアを計画し、実施して、いろいろな壁にぶつかり、歯科衛生士として訪問診療の感覚を学びましょう。

担当歯科医師(近藤DR)から

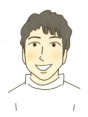

他職種にたくさんの
知り合いや仲間を
つくりましょう。

連携するためには、相手の職業を理解することが大切

　シームレス診療では、歯科医師よりも歯科衛生士が連携のカギとなることが多いです。ですので、歯科衛生士の皆さんが、歯科医療者と介護者との架け橋になることが大切です。その際に一番大切なことは、相手の職業を理解するということです。たとえば、一言でヘルパーと言っても、デイサービスのヘルパーとグループホームのヘルパーでは、仕事内容や勤務形態などが少し変わってきます。ケアマネジャーと、施設の相談員の違いなどもわかっていると、誰に何を説明するべきか、誰に何を求めるべきかがわかってきます。

　また、施設の1日の流れなどを把握し、口腔ケアを指導できるタイミングなども知っておくと、他職種の仕事の進行を妨げずに、お互いに良い仕事ができるのではないでしょうか。

　歯科衛生士は、医院から介護の職場にかかわるので、介護に関することも当然知っているという前提で話をされることが多いです。したがって、歯科医療の勉強ばかりでなく、介護のことなども知っておくとよいでしょう。

とにかくまずは訪問診療に興味を持って!

　超高齢社会に突入し、病院医療から在宅医療へと変わりつつある今、歯科衛生士のニーズは高まるばかりです。歯科医院での診療はもちろん、特に訪問診療はマンパワー不足が顕著です。まだ人気がないようにも感じます。

　たしかに、訪問診療には大変なこともあります。しかし、これほど患者さんやご家族から喜ばれたり、社会に貢献しているんだという充実感をもちながら働ける仕事はなかなかないのではないでしょうか。

　まずは、今回のシームレス診療シリーズを含め、**訪問診療に興味をもつところから始めてほしい**と思います。患者さんやご家族は本当に困っています。「私もやってみようかな」と思ってくれる歯科衛生士が1人、2人と増え、訪問歯科衛生士の輪が広がっていくことを願っています。

うちの医院のこだわり・アイデア集

他職種との報・連・相は連絡帳で!

　他職種との連携で一番大切なことは、情報の共有です。私たちの訪問先の在宅や施設には、介護職が口腔ケアを含め、どのような介護を患者さんに行っているのか、看護師(医科)がどのような治療を行っているのかなどを記載し、患者さんにかかわる他職種が目を通す連絡帳があります。

　そこに、私たちも歯科医療の情報などを書いたり、必要な時は診療報告書をノートに挟んでおいたりします。たとえば、抜歯後に内服薬が増えたことや、治療で4〜5週間ほど義歯が使用できない時は、「食事形態を軟食、きざみ食にしてほしい」と食事介助のヘルパーさんに伝え食事をスムーズに行えるようにするなど、他職種への報告・連絡・相談手段として使っています。

　情報交換をしっかりしておくと、患者さんの内服薬が変わったときに連絡がもらえたり、体調が悪い時に連絡をもらえたりします。情報共有の連絡帳などがない場合はケアマネジャーに協力してもらうと、スムーズでしょう。

こんなときはどうしていますか？

Q2 経鼻・経管栄養の患者さんに対して、嚥下評価検査をいきなり行うことに不安があるのですが、どのように対応されていますか。

小玉 剛
こだま歯科医院
歯科医師

何を目的とする嚥下評価なのかを明確にしておくことが大切です。

経鼻・経管栄養を将来的にどうするのか、患者さんやその家族の希望はどうなのかなどを確認しながら検査・診断を行います。積極的に口腔摂取に移行するのか、この処置になった原因疾患は何か、経口摂取に対する医師の診断と見通しはどうなのか等の状況を把握しながら、何を目的とする嚥下評価かを明確にしてから、患者さんとその家族に説明します。

花形哲夫
花形歯科医院
歯科医師

スクリーニングを行うにあたっても内容と順番は考える必要があります。

最初に、患者および介護者に誤嚥性肺炎になぜ罹患するのかを説明します。誤嚥性肺炎の一番の原因は、口腔内の細菌の誤嚥によるものです。

次に、スクリーニングとしての摂食嚥下機能評価を行う場合は、必ず口腔ケアを行うことが前提になります。そして、評価にあたり最初から改定水飲みテスト・フードテスト[*10]を行うのではなく、診査時における呼吸時の口唇閉鎖、鼻呼吸のようす、何らかの会話ができるときは「パ・タ・カ・ラ」などの発音を聞き取り、発音の強さを含めた構音機能から、口唇・舌機能等を評価します。その後に自己唾液を使ってのRSST、改定水飲みテスト、フードテストを行います。スクリーニングを行うにあたっても内容と順番は考える必要があります。VF・VEは確定診断を行うために活用するようにしたほうがよいでしょう。

角町正勝
角町歯科医院
歯科医師

嚥下評価の検査は、意識レベルやADLなどがしっかりしていることが前提です。

訪問時における嚥下機能評価は、原則、口腔機能の観察、それにADLなどの状態または認知症高齢者の日常生活自立度判定基準（P.182）などによって、対象者の状況を把握した情報などを考慮しながら、口の障害を考え、口の機能や能力レベルの判定などを最優先に行うようにしています。

嚥下機能検査にあたっても当然、このようなことを確認するはずなので問題はないと思われますが、嚥下評価の検査は意識レベルやADLなどがしっかりしていることが前提と考えています。特に在宅で生活されている対象者に関しては、嚥下機能評価に検査優先で対応すると、正しく判定できない場合もあるようで、「誤嚥→即禁食」となってしまう可能性が高まります。ですので、筆者は先に多様な臨床観察・臨床評価を実施しています。

Clinic 5 上十三(かみとうさん)歯科医師会×十和田市立中央病院（青森県・十和田市）

地域の病院と歯科医師会との連携により、歯科衛生士が大活躍できる！

高屋 茂 Shigeru TAKAYA ／ 大木はるみ Harumi OKI ／ 坪 利佐 Risa TSUBO ／ 米永一理 Kazumichi YONENAGA

医院データ

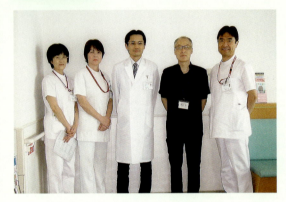

上十三歯科医師会×十和田市立中央病院

（左から）大木（十和田市立中央病院リハビリテーション科／非常勤歯科衛生士）、坪（十和田市立中央病院／看護師）、米永（東京大学医学部付属病院、元・十和田市立中央病院／医師・歯科医師）、高屋（上十三歯科医師会副会長、高屋歯科医院院長）

シームレス診療にかかわるスタッフの人数	●16歯科医院（歯科医師会会員の約4割。勤務DH1名を同行してラウンドする） ●歯科衛生士2名（十和田市立中央病院 非常勤）
「十和田モデル」でシームレス診療を始めてからの年数	●7年
病院へ歯科ラウンドに出向く頻度	●週1回（金曜日）
「十和田モデル」を始める経緯・きっかけ	●緩和ケアをライフワークとする当時の病院長が、誤嚥性肺炎予防のために上十三歯科医師会に口腔ケアを依頼したのがきっかけ。
地域性	●八甲田山の裾野に拓(ひら)けた人口約64,000人の田園都市。

青森県の十和田市立中央病院では歯科を標榜していませんが、地元の上十三歯科医師会との地域連携「十和田モデル」をもとに、患者さんの口腔管理を多職種で積極的に行っています。病院内に歯科衛生士が入ることで、歯科の介入が必要な患者さんをスクリーニングしたうえでアプローチできるため、患者さんのQOL向上につながります。さらに、歯科側にとっても、より多くのニーズを掘り起こすことができるため、非常に重要です。このような地域連携は、今後全国的にますます広がっていくことが期待されます。今回は、「十和田モデル」を例に、地域連携とシームレス診療の実際をみていきましょう。

本ケースの登場人物

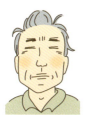

沢目さん(仮名)
76歳男性で、脳卒中のため十和田市立中央病院に入院している。口腔衛生状態は極めて悪かったが、歯科衛生士による口腔ケアで劇的に改善した。これをきっかけに、看護師など多職種が口腔ケアの重要性を理解することになる。

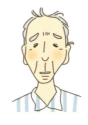

中野渡さん(仮名)
88歳の男性。持病の糖尿病が悪化したため十和田市立中央病院で治療・教育入院していた。当初は消極的だったが、歯科衛生士らの粘り強い介入の甲斐あって、自発的にセルフケアを行うように。

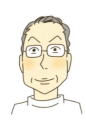

高屋(筆者・歯科医師)
自院での診療と訪問診療を日々行っているかたわら、所属する上十三歯科医師会と地域の基幹病院である十和田市立中央病院との地域連携を促進するために、多職種にはたらきかけている。

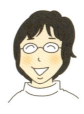

大木(筆者・歯科衛生士)
十和田市立中央病院の非常勤歯科衛生士。歯科医師会所属の歯科医師とともに、入院患者さんの口腔をスクリーニングしたうえで介入したり、多職種に向けた口腔ケア講座などに力を入れている。

「十和田モデル」の始まり物語

十和田市立中央病院と上十三歯科医師会の地域連携「十和田モデル」

　十和田市立中央病院では、地元の上十三歯科医師会と連携し、医科・歯科はもちろん、さまざまな関係職種との連携を深める中で、地域全体がチームとなって、積極的に口腔ケアを進め、患者さんのQOLの向上に努めています。これを「十和田モデル」（図5-1、2）と銘打って、推進しています。

図5-1　十和田モデル

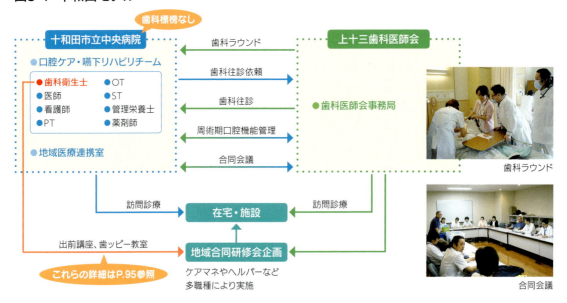

歯科ラウンド

合同会議

図5-2　連携によるそれぞれのメリット

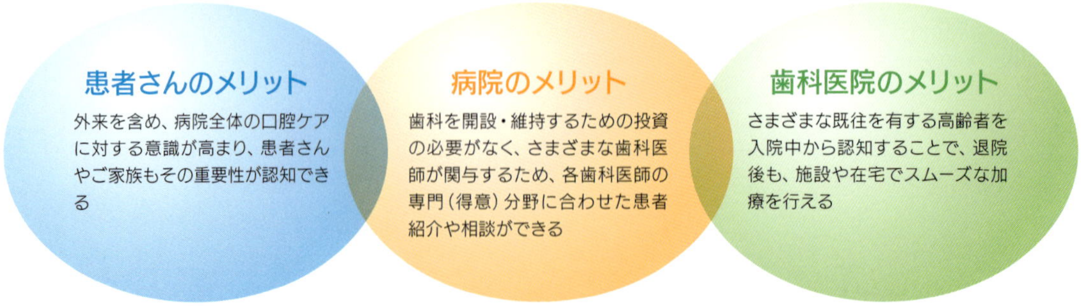

患者さんのメリット
外来を含め、病院全体の口腔ケアに対する意識が高まり、患者さんやご家族もその重要性が認知できる

病院のメリット
歯科を開設・維持するための投資の必要がなく、さまざまな歯科医師が関与するため、各歯科医師の専門（得意）分野に合わせた患者紹介や相談ができる

歯科医院のメリット
さまざまな既往を有する高齢者を入院中から認知することで、退院後も、施設や在宅でスムーズな加療を行える

十和田市立中央病院に歯科が入ってきた！

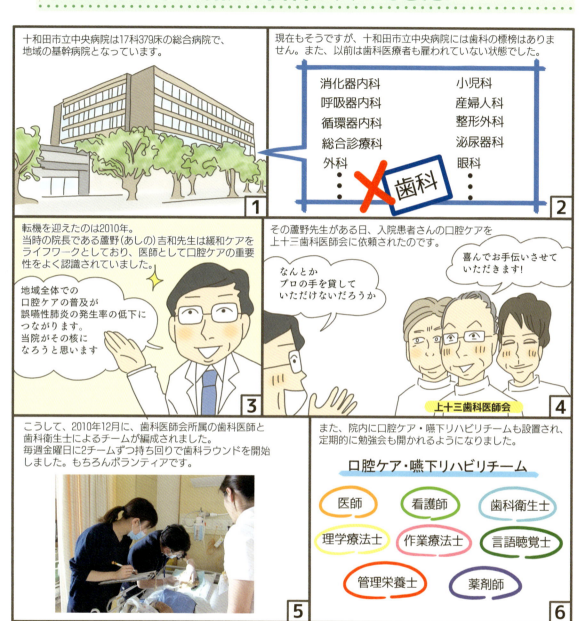

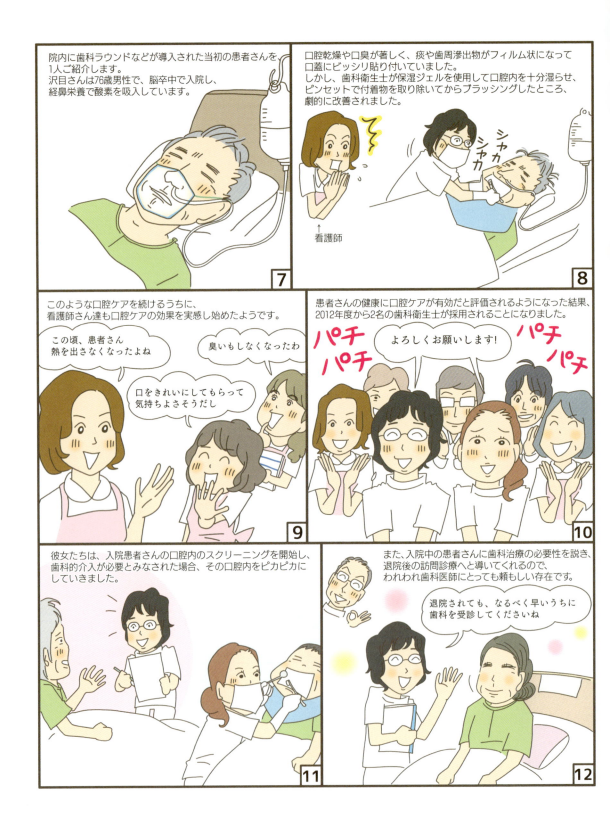

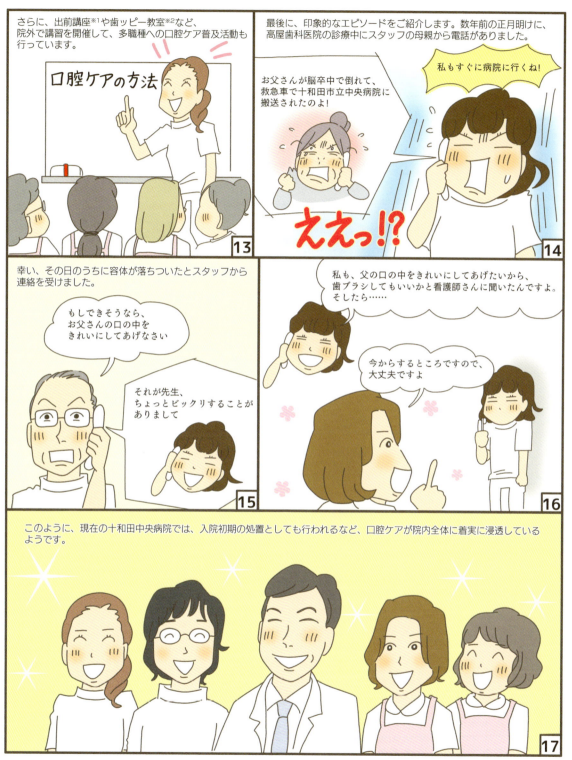

※1 在宅医療連携拠点事業の一環で行っている啓発活動。歯科衛生士による出前講座は年間2〜3回ほどで、地域での口腔ケアの普及を目的に市内介護施設に赴き、介護職員を対象に、主に実技指導を行う。
※2 地域包括支援センターが行う介護予防教室。介護従事者や65歳以上の市民を対象とし、歯科衛生士は年3回ほど講師として派遣される。主な内容は、ブラッシング方法、義歯の手入れ、咀嚼力判定、お口の体操など。

データでCHECK! 連携の実績は明らか!

POINT 1　歯科ラウンドは年々着実に行われるようになっている!

　2010年12月より、まず脳外科病棟40床を対象に、毎週金曜日に1時間程度歯科ラウンドが行われるようになりました。現在は全病棟を対象としています。

　具体的には、まず歯科医師と歯科衛生士のチームが看護師とともに病棟を回って、専用のアセスメントシート(図5-3)を用いて検診します。その後、担当看護師にアドバイスし、歯科衛生士がその場でできるケアを行い、必要があれば訪問診療で対応するという形式です(表5-1)。

表5-1　歯科ラウンド件数の変化

年度	2010	2011	2012	2013	2014	2015	計
件数	184	504	362	328	208	130	1,716

- (2011) この年までは、とりあえず歯科医師と歯科衛生士のチームが診られる限り、歯科ラウンドを行っていた
- (2012) この年から歯科衛生士を採用したことで、ラウンドの対象となるかどうか、患者さんをスクリーニングできるようになり、結果的に件数が減少してきたと考察される
- (2015) 2015年度から1チーム体制に

POINT 2　入院中の歯科訪問診療を受ける人が増えている!

　入院中の訪問診療受診者は年々増加傾向にあります(表5-2)。これは、歯科衛生士が患者さんやご家族に対して、受診を促した効果だと推測されます。

表5-2　歯科訪問診療受診件数の変化

年度	2008	2009	2010	2011	2012	2013	2014	2015	計
件数	9	19	20	34	41	79	87	78	367

POINT 3　周術期口腔機能管理を受ける人が増えている!

　現在十和田市立中央病院では、全身麻酔による手術、抗がん剤などの化学療法、放射線治療前に歯科受診(周術期口腔機能管理)が促されています(表5-3)。

表5-3　周術期口腔機能管理情報提供書の件数

年度	2013	2014	2015
件数	301	403	445

入院中・退院後も口腔ケアを継続！

担当歯科衛生士（大木DH）から

歯科内外から連絡を受けて、患者さんへの訪問が始まる

　歯科を標榜していない当院では、歯科医師会から派遣される歯科医師と歯科衛生士による歯科ラウンド時、または言語聴覚士（ST）による訓練時、管理栄養士の指導時、看護師の聞き取り時などにおいて、患者さんの口腔内に異常が確認された場合、歯科衛生士に連絡が入ります。その後、必要であれば、歯科訪問診療依頼書を作成→地域連携室を介し歯科訪問診療依頼→歯科訪問診療の実施という流れで進みます。診察には当院歯科衛生士が立ち会い、診察後は看護師に診察内容や注意事項を申し送り、経過観察してもらいます。

共通の記録用紙をもとに、徹底的にフォロー！

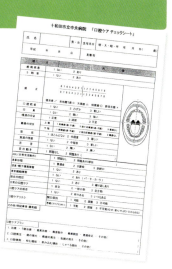

図5-3
口腔ケア
チェックシート

歯科ラウンドの際に、歯科衛生士・歯科医師が記入する。これをもとに、今後の介入のしかたを検討する。

　歯科ラウンドで患者さんの口腔内を診たら、口腔ケアチェックシートに記録しています（図5-3）。また、当院で行われる口腔ケアを退院後も継続してもらうために、当院の「口腔ケア・嚥下リハビリチーム」では、歯科医師会の助言のもと、「歯ッピー連絡手帳」を作成しました（図表5-4）。歯科ラウンド時の口腔ケアチェックシート（図5-3）も添付することで、入院中に行われた口腔ケアについて退院後も把握できるようになりました。

　これらの記録用紙によって、**入院時から退院後まで患者さんがきちんと口腔ケアを続けられる**ようになりました。

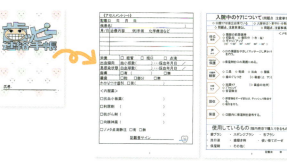

図5-4　歯ッピー連絡手帳

退院する患者に渡される冊子。アセスメントシートのほか、歯磨きや義歯洗浄・保管、唾液腺マッサージの方法なども載っている。
図5-3の口腔ケアチェックシートを貼るスペースも設けられている。

表5-4　歯ッピー連絡手帳の使用件数

年度	2014	2015
件数	113	77

口腔ケアが医科の治療にも効果をもたらした！

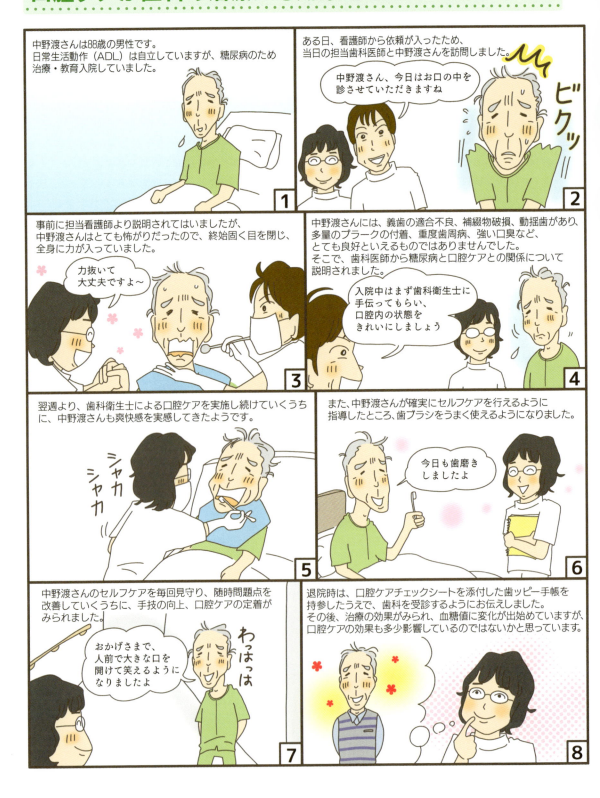

病院に入ったばかりの頃はいろいろ戸惑った！

　今もそうですが、病院で口腔ケアを始めたばかりの頃は、本当に戸惑うことが多かったです。歯科衛生士として病院に入った時にどのような状況を経験しうるのか、参考までにいくつかご紹介します。

口腔ケアで使用する物品が用意されていない

口腔ケアの介入は受け入れられたものの、いざ現場に行ってみたら、口腔ケア物品が何もないということがありました。緊急入院の患者さんで、口腔内の状態がひどいからと依頼されても、このような状況では、「どうやってケアしろというのか？」と正直悩んでしまいました。

↓

洗口剤・保湿剤などは、業者サンプルを使用しました。歯ブラシ・歯間ブラシ・スポンジブラシは歯科医師会の備品を持ち出し提供することもたびたびありました。現在は、口腔ケアに必要な物品は最低限度準備されています。

医科と歯科との知識のギャップに苦しむ

電子カルテで患者さんの情報収集をしてから口腔ケアに出向きますが、カルテに記載されている医科専門用語や略語がわからないことが多いです。また、病名は記載されていても、それがどんな病気なのか、処方薬の効果・副作用、歯科で注意する点はないかどうかなど、疑問点は多岐にわたります。

↓

いまだに、インターネットや書籍で調べています。こればかりは地道に知識をつけていくしかありません。

患者さんの申し送りを誰にすればよいかわからない

当初は、介入した患者さんの申し送りをどの看護師さんにすればいいのかわからなかったため、近くにいる看護師さんに申し送りをしていました（その方は担当でもないのに快く聞いてくださいました）。

↓

後で、その日の担当看護師さんは決まっていて、一覧表が貼ってあることを知りました。しかし、看護師さんの名前と顔がなかなか一致しなかったので、しばらくはやはり近くにいる担当ではない看護師さんに聞いてもらっていました。

歯科医院とは違う環境での口腔ケアに手間取る

たとえば、酸素マスクをしている患者さんの場合、SpO_2（動脈血酸素飽和度）の低下防止を目的にいつでも酸素マスクを戻せるように、つねに片手でマスクを持ち、もう片方の手で歯ブラシなどを持ちながらケアしていました。片手がふさがっているため、時間がかかるうえに、十分にケアを行えていなかったと思います。

↓

今ではモニターを見る余裕があるので、ある程度状態を把握することができるようになりました。また、SpO_2が安定しない患者さんの場合は、看護師さんに協力をお願いすることで、十分に効率よくケアできるようになり、患者さんの負担の軽減にもつながっています。

> **その他にも……**
>
> 意識障害のある患者さんの場合、残存歯で粘膜を咬み、潰瘍を形成することがあるため、予防法について看護師さんから相談を受けます。バイトブロックの固定や、マウスピースの作成などいろいろ考えられますが、いずれも問題があります。歯科ラウンドで歯科医師にも相談するのですが、いまだに良い解決策は見つかっていません。

訴えがなくとも口腔内を観察するように

十和田市立中央病院看護師（坪Ns）から

問題がないとみなされた患者さんの口腔内を見ることはなかった

呼吸器内科・外科の混合病棟では、化学療法を受ける患者さんが大勢います。ほとんどの方が、初回の化学療法は入院で、2回目からは外来で受けますが、中には定期的に入院して化学療法を受ける方もいます。化学療法を受ける患者さんのほとんどはADLが自立しています。

患者さんの入院時に、「ご飯は食べられていますか」「吐き気はないですか」「口内炎はないですか」などいくつか質問します。それに対し、患者さんが「何ともないよ」などと答えた場合、看護師は「問題なし」とみなし、口腔内を観察することはありませんでした。

食べたくても、口腔内の状態が悪ければ食べられない

ある日、こんな患者さんがいました。その人は化学療法の治療中でしたが、食欲がなく、ほとんど食事を摂れませんでした。最初は、薬剤の副作用である吐き気が原因と思われましたが、なかなか状況は改善されません。そこで初めて口腔内を見てみると、ひどい乾燥状態で、口腔粘膜が赤くただれていました。そのとき私は、「これではどんなに食べたくても、痛くて食べられないな」と思ったものです。

通常、私たち看護師は、体動困難な寝たきりの患者さんや、自分で歯磨きができない患者さんの口腔内はよく見ていましたし、汚れていればピカピカにします。しかし、生活が自立している患者さんに関しては、本人から訴えがない限り、口腔内を見ておらず、どのような歯ブラシを使用し、どんなふうに磨いているのかも把握していないということに気がつきました。この患者さんについても、普段から口腔内を見ていれば、ここまで症状がひどくならずに済んだかもしれないと反省しました。

アセスメントによって、口腔ケアの質、看護の質がアップ！

2010年に院内の看護師業務にも口腔内のアセスメントシートが導入され、2012年から歯科衛生士が採用されることになりました。そこで、アセスメントシート導入前後の口腔ケアに対する意識の変化について、看護師に調査を行いました。

その結果、**導入前は、訴えのない患者さんの口腔内はほとんど観察されておらず、記録にも残されていない**ことがわかりました。その理由として、口腔ケアの必要性を感じていたものの、看護における優先度が低かったということも判明しました。一方、**導入後には、看護師が口腔ケアの重要性を認識し、入院時に訴えのない患者さんの口腔内も観察し、記録するようになりました。** また、看護師がアセスメントして歯科衛生士に介入の依頼をすることで、状態の変化を早期に発見できるようになりました。

普段歯科に通院していなかった人であっても、P.95のマンガでも紹介されていたように、入院時のアセスメントを行うことで、磨き方など、よりきめ細やかなところまで指導・対応できるようになり、**口腔ケアの質、そして看護の質が上がった**と感じます。

シームレス診療で歯科衛生士に期待！

元・十和田市立中央病院 医師・歯科医師（米永DR）から

医科歯科連携のリーダーは、歯科衛生士や看護師！

　十和田市立中央病院では、国の政策もあり、地域の基幹病院でありながら、積極的に歯科訪問診療を行っています。対象となる患者さんは全身疾患を有しているため、多くの場合において医科との連携が必須です。**医科歯科連携を有効にすすめるためには、医科・歯科ともにできるだけ手間をかけず、スピード感をもった対応が求められ、シンプルな連携体制を整える必要があります。**

　当院のある上十三地区では、「十和田モデル」（P.92 **図5-1**）をもとに、上十三歯科医師会と当院の地域医療連携室で連絡体制を一本化しています。また当院では、医科歯科連携において、あくまで医師・歯科医師でなければできないこと以外は、**歯科衛生士や看護師がリーダー**となり、自主的に決定し進行してもらっています。

口腔ケアを3つの段階に分けて考えよう！

　シームレス診療においては、口腔ケアの質を分析し、適宜改善していくことが必要となります。そこで参考となるのが、口腔ケアを3つの段階に分けて考えることです。

第3段階　システマティック口腔ケア
口腔ケアを行いやすいようなシステムをつくったり、整えたりする段階。たとえば、在宅に移行した場合に必ず歯科、および口腔ケアの介入が可能な医療制度の構築や、効率的な口腔ケア用品の開発、口腔ケアをあまり必要としない食品の開発などが挙げられる。

この第3段階を目指して、口腔ケアを浸透させていくことが重要！

第2段階　マネジメント口腔ケア
実際に日々の口腔ケアを行う患者さん本人や家族、介護士、看護師に対して、歯科衛生士や歯科医師がアドバイスや情報提供をし、口腔ケアのしかたを教える段階。これにより、患者さんの口腔ケアが向上し、口腔ケアのしかたを学んだ家族や医療スタッフの口腔ケア技能も向上する。

第1段階　プロフェッショナル口腔ケア
歯科衛生士や歯科医師が中心となり、直接的に口腔ケアを行う段階。診療報酬上においても週1回程度が限度であり、日々のケアを補足するものにすぎない。

患者

歯科は看取りにかかわることも求められている!

歯科訪問診療では、患者さんの**終末期**にかかわることも期待されています。その理由として、亡くなる前は多くの家族が患者さんに顔を近づけることが多いからです。ある程度はしかたないとしても、あまりにも口臭が強いとどうでしょうか。また、亡くなった際の表情をより穏やかに見せるために、口元がきれいであることも重要でしょう。そのようなことをさりげなく演出する配慮を、歯科はできるのです。

終末期医療は、患者さん本人はもちろんのこと、ご家族の満足をいかに得るかがポイントとなります。家族にとって、看取りはけっして慣れているものではありません。そのような状態にある家族を落ちつかせるためには、歯科衛生士を含めたすべての医療関係者が、いかに落ち着いて行動できるかが大切です。周りがバタバタしていれば、家族は非常に不安に思います。そんな状況では、穏やかな看取りは難しくなり、安らかな雰囲気もつくりづらくなります。

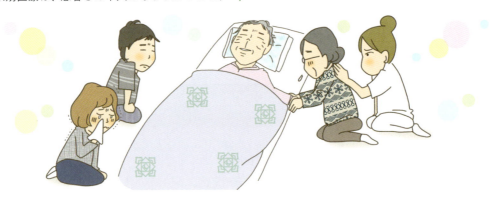

歯科訪問診療を機に、歯科医療の発展にもつながる!

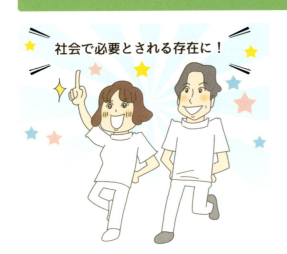

歯科訪問診療は、人の家に入り込むことであり、より**歯科医療の姿勢・あり方を感じていただける場**でもあります。歯科衛生士・歯科医師が今まで以上に魅力のある、憧れの職業となり、医科歯科連携をより有効にしていくためには、歯科医療者がどれだけ歯科医療を楽しみ、イキイキとまじめに仕事をしているかを示すことができるかが大事だと思います。各歯科医療者が積み上げた実績が、**社会評価**となり、**歯科医療の発展**につながることを期待しています。

今後のシームレス診療

担当歯科医師（高屋DR）から

まだまだ多くの可能性を含んでいる「十和田モデル」

　これまでご紹介してきたとおり、私たちは「十和田モデル」をもとに連携してきておりますが、まだまだたくさんの課題（**表5-5**）があります。

　今後は、今まで以上にデータを積み重ねて、周術期口腔機能管理を実施することにより、術後絶食期間・術後在院日数の短縮、抗菌薬の使用量の減少などを実証し、その有効性を示していきたいと思います。また、がん治療のみならず、心臓血管疾患、糖尿病、妊娠・出産などでも口腔機能管理が求められることを期待しています。そして、このような医科歯科連携がさらに普及することで、患者さんのQOLの向上や病院の診療の質向上により貢献できることを示したいです。

表5-5　「十和田モデル」の今後の課題

- 退院後のフォローが十分でないため、退院時カンファレンスに歯科も参加すべき
- 在宅や施設において、家族や介護者への口腔ケアの必要性の周知とスキルアップが必要
- 全体的に訪問診療の認知度が低いため、もっとPRが必要
- 多職種協働のために、さらなる相互研修と顔の見える関係をつくることが必要

シームレス診療にかかわる歯科衛生士のマンパワーがもっと必要！

　「十和田モデル」のように、今後全国で、歯科を標榜していない病院に歯科衛生士が勤務し、プロフェッショナルケアの実施と、歯科治療の必要な患者さんを洗い出し、退院後の歯科受診や訪問診療へと結びつける役割を担ってくれるようになれば、歯科界にとって非常に心強い存在になるでしょう。このように、歯科衛生士への期待や社会的責任は高まるばかりです。

　しかし、圧倒的にマンパワーが足りないのは明らかです。現在、25万人いる歯科衛生士の有資格者のうち、実働数は半分以下の約10万人だと言われています。歯科衛生士の皆さんの周りにも、資格を持ちながら、何らかの理由で休職していたり、異職種に就いている方が大勢いるのではないでしょうか。シームレス診療は、このような方々にとって絶好の活躍の場です。現に、今回の十和田市立中央病院の2人の歯科衛生士も一度離職していた人たちなのです。

スタディグループ「上十三歯援隊」を立ち上げました！

　今後も増加が見込まれる歯科訪問診療の需要に対応すべく、歯科訪問診療に関するスタディグループを2014年5月に立ち上げました。

　最初の会員は、27名の歯科医師で、2ヵ月ごとに約2時間開催し、ポータブルユニットの使用法や訪問診療に便利な器材・製品に関する情報共有を行ったり、口腔ケアの進め方などについてDVDを上映して学んだり、介護食や摂食嚥下機能について外部から専門家を招いて講演を行ったりするなど、よりよい歯科診療の提供のために研鑽を積んでいます。4回目からは、歯科衛生士をはじめとするスタッフも約20名参加する形に発展しました（2017年8月現在で、計14回開催）。

　さらに地域の方に歯科訪問診療を知っていただくために、ポスターを作り（**図5-5**）、高齢者施設などへ配布しました。

図5-5　上十三歯援隊のポスター

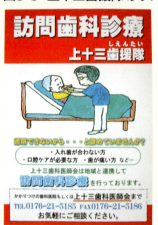

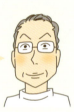

生活を支える歯科医療はやりがいのある誇らしい仕事です。どうか多くの同志にお声をかけていただき、明るく魅力のある歯科界をつくるために、ともにがんばろうではありませんか。

こんなときはどうしていますか？

Q3 嚥下機能評価はどのくらいの間隔で行えばよいでしょうか。

森田一彦
森田歯科医院
歯科医師

いつでも行えるように準備のうえ、毎回必ず評価結果を記録・保存します。

嚥下障害の疑いのある患者さんの場合、簡単な嚥下評価はいつでも行えるように準備しておきます。また、状態の変化が見られた時や周囲の環境の変化が見られる時はその都度嚥下機能評価を行う必要があります。

そのうえで、結果は必ず評価表に記入し保存しておきます。今までの評価表を比較すると、季節の変化や天候などで結果に変化が見られたり、個人の特徴がわかったりすることがあります。つねに麻痺・拘縮の状態や安静時の姿勢をチェックしておくことも大切です。

近藤匡晴
近藤歯科医院
歯科医師

基本のパターンをもとに、患者さんごとに組み合わせています。

患者さんによってぜんぜん違うので難しいですが、主なパターンとして、初診時（訪問1回目）、2週間後、1ヵ月後、そこからは3ヵ月後といった具合に設けています。これらのパターンについて患者さんに合わせて組み合わせて間隔を決めています。たとえば、慢性疾患で療養期間が長い方は、初診時、2週間後、1ヵ月後、3ヵ月後、3ヵ月後、という間隔で続けます。また、嚥下機能に問題がある方（初診時の評価で問題があった方）は、初診時、1～2週間後、2週間後、1ヵ月後、1ヵ月後、1ヵ月後といった具合に評価を行います。

花形哲夫
花形歯科医院
歯科医師

摂食嚥下機能に変化が見られたときは速やかに実施してください。

嚥下機能評価の間隔は正確には決めていません。毎回、訪問時に嚥下機能評価ができれば良いと思いますが、訓練内容を含めて患者さんの体調を確認してから行う必要があります。摂食嚥下機能に変化が見られたときは速やかに実施してください。

なお、医療保険請求において嚥下機能評価は摂食機能療法に含まれます。また、平成28年度の診療報酬改定によって、在宅患者訪問口腔リハビリテーション指導管理料、歯科疾患在宅療養管理料における栄養サポートチーム加算1・2の算定においても口腔機能評価は必要となりました。

Clinic 6　花形歯科医院（山梨県・甲府市）

退院時カンファレンスに歯科が入れば、在宅移行後の口腔ケアもスムーズに！

花形哲夫／早川真由美
Tetsuo HANAGATA　Mayumi HAYAKAWA

医院データ

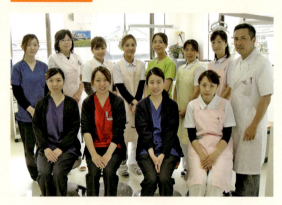

花形歯科医院

後列右端が花形、右から4番目が早川。

スタッフの人数	● 歯科医師2名、歯科衛生士7名、歯科助手（受付事務）5名、歯科技工士1名
訪問診療にかかわるスタッフの人数	● 歯科医師1名（院長）、歯科衛生士2名、歯科助手（受付事務）1名
医院で訪問診療を始めてからの年数	● 約25年
訪問診療に出向く頻度	● 月・水・金曜日の午前中、火・木曜日の午前・午後（当初は火曜日の昼休みのみだったが、需要が多くなり増やした）
診療信念	●「生涯を通しての、かかりつけ歯科医」「連携・協働」
訪問診療を始める経緯・きっかけ	● リハ病院の看護師長からの、歯の動揺がある入院患者への往診依頼がきっかけ。他の入院患者からも依頼されるように。
地域性	● 歴史ある地域柄、二世帯住宅が多く家族ぐるみでの来院が目立つ。一方、独居や老々介護世帯も増えている。

30年前に甲府市で歯科医院を開業して以来、多職種で連携し、地域において人々の生涯にわたるかかりつけ歯科医になることをモットーに歯科診療に取り組んでいます。この目標を達成するためには、協働してくれる歯科衛生士の存在は当然、不可欠です。

　今回の事例をとおして、患者さんが望む在宅療養を行うために、地域の病院と歯科医院、多職種によるシームレス連携が必要であり、そのために退院時カンファレンスやケアカンファレンスに歯科がかかわり、「口腔衛生管理の大切さを知ってもらうこと」の必要性を理解していただきたいと思います。

本ケースの登場人物

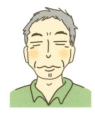

新井さん（仮名）

今回の患者さん。歯肉が腫れて出血する、少しでも口から食べたいという主訴で訪問依頼があった（初診時74歳、男性）。2007年10月に発症した脳内出血により、右片麻痺、摂食嚥下障害、構音障害等をきたし、経鼻経管栄養にて対応している。脳内出血の治療を終えた退院時、意識は鮮明であったが、喀痰は困難の状態であった。訪問診療開始前に誤嚥性肺炎の既往があり、MRSA[*11]に感染していた。

- 日常生活自立度：障害高齢者の日常生活自立度；C1、認知症高齢者の日常生活自立度；自立、要介護度区分；要介護度5。
- 検査値：血圧；107/70mmhg、脈拍；80回/分、SpO_2；98.0％、血清アルブミン[*12]；3.1、BMI；15.2（低体重）。この他、主治医等からの医療情報や総合検査報告書（生化学検査・血液検査）での情報提供あり。
- 服薬状況：処方箋での情報提示あり。栄養剤、降圧剤、筋肉の緊張・痰に対応する薬として、エンシュア・リキッド（1,500mg／1日）、デパケンシロップ5％（16mg/1日）、マグラックス（330mg 3T/1日）、タナトリル錠5（1T/1日）、ノルバスク（5mg 1T/1日）、フロリネフ（0.1mg 0.6T/1日）、シンメトレル（50mg 2T/1日）、ネオパストン（100mg 4T/1日）など。

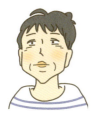

新井さんの奥様

新井さんより1歳年下で初診時73歳。2人暮らしなので、ご主人の介護を全面的に担っていて、以前のように少しでも手料理を味わってもらいたいと思っている。

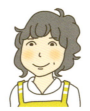

ケアマネジャー（ケアマネ）

今回のキーパーソン。筆者とは頻繁に訪問診療のやり取りをしていて、医療・介護にかかわる多くの職種による有効な連携をさせたいと考えている。

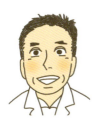

花形（筆者・歯科医師）

花形歯科医院の院長。30年前に開業した当初から、地域でのシームレス診療に取り組んでいる。

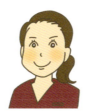

早川（筆者・歯科衛生士）

花形歯科医院の歯科衛生士。訪問診療にかかわって7年が経つ。明るく、時には要介護者・介護者に親身になって他職種と連携を取り、専門職として口腔管理に励む。

マンガでCHECK!

CASE　入院前・入院中・退院後までずっと診ることができた

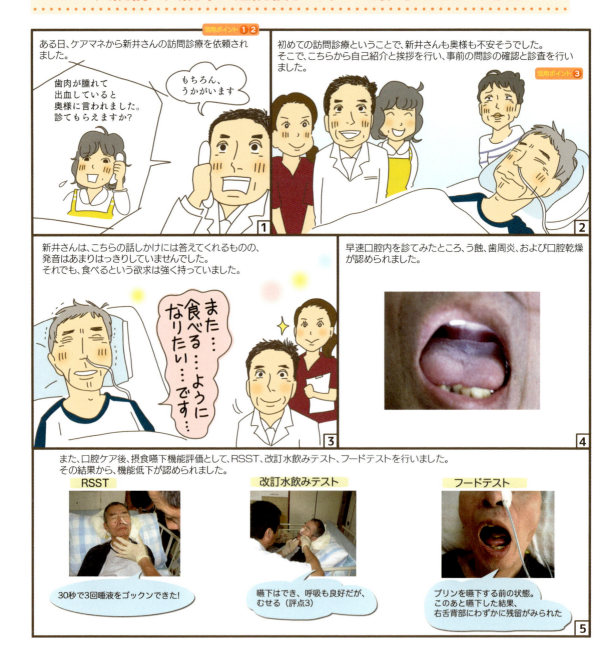

活用ポイント 1　訪問前に確認すべきことはこれ！

- ご家族に患者さんの現状を確認する
- ケアマネに患者さんの医療・介護情報を確認する
- 訪問診療当日は、ご家族・関係者に同席してもらうよう依頼する
- 訪問時刻等を事前に確認し、当日は時間に余裕をもって訪問する
- 事前に治療等の順序を確認し、忘れ物がないようにする
- 消毒・滅菌の記録などをもとに、機材・器具等の衛生面を確認する
- 週間の介護サービスをケアマネに確認する。これを把握することで、入浴等のサービスの直後は訪問診療を避けるなど患者さんの体調に配慮できる
- 主治医、後方支援病院の連絡方法を確認する

活用ポイント 2　歯科衛生士が多職種連携の窓口になるべき！

　病院から在宅におけるシームレスな診療・口腔ケアを行うには、職種間の連携は不可欠です。中でもケアマネは、在宅療養を行うにあたり、口腔ケアの情報を要介護者（患者さん）、介護者（家族など）、多職種に提供して、協働してもらうためのキーパーソンです。そんなケアマネにとって、歯科衛生士は歯科医師よりも話しやすいことが大いにあります。したがって、**歯科衛生士が窓口**となり、単に治療の報告をするだけでなく、患者さんの日常のようすや心理的変化もふまえて**情報交換**することが大切です。

活用ポイント 3　訪問診療は患者さんの生活の場での治療・ケア

　歯科医院での診療と違って、**訪問診療は患者さんの暮らしの場で行います**。したがって、心遣いを忘れないようにしましょう。具体的には、以下の留意点があります。

- 患者さん・介護者の不安をなくすために、相手と同じ目線で声かけし、一番のお困りごとは何かを考える
- 特に介護者が口腔ケアを行うときは、不随意運動・誤嚥に注意するために姿勢を保持する（頭部固定）
- 口腔内の精査、器具機材の紛失に気を付けるため、照明等の環境を確認する
- 外来診療よりも時間がかかりやすいが、長時間のケアは避ける
- 誤嚥、誤飲には特に注意する
- 診療終了後の患者さんの口腔内・身の回りを確認する
- 医療廃棄物を処理する
- ねぎらいの言葉をかける

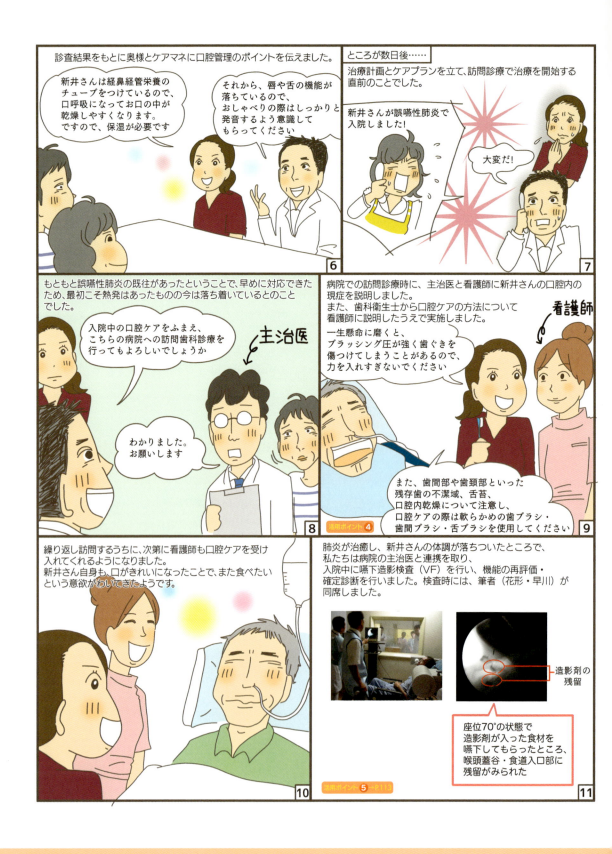

退院後に歯科治療と並行して、歯科衛生士による器質的・機能的口腔ケアを、患者さんの無理のない範囲で、居宅療養管理指導として介護のケアプランに入れてもらうことを、奥様とケアマネに了承してもらいました。

退院後のケアプラン

問題点①：口腔内の清掃が不十分
ケア目標と項目：
口腔衛生・清掃の方法や粘膜ケア、含嗽の方法を共有し、専門的口腔ケアを行うことで口腔内の清潔を図る
誰が行うか：
介護者(奥様)・訪問看護師・歯科衛生士
どのように行うか：
歯・歯肉粘膜、特に麻痺側を歯ブラシ(ソフト)で磨く。
ベット上では介護者、看護師、歯科衛生士が介助する。

問題点②：機能低下がある
（口唇・舌・咽頭部・嚥下機能、頚部・上肢機能低下）
ケア目標と項目：
機能面を考慮した口腔ケア、上肢を含めたリハビリを行い、摂食・嚥下機能の維持・向上を図る
誰が行うか：
介護者(奥様)・訪問看護師・歯科衛生士・言語聴覚士・理学療法士
どのように行うか：
体調にあわせ、自立を促しながら、口唇・舌・口腔周囲筋の体操・マッサージ、構音訓練を行う。アイスマッサージ、咳訓練*13、上肢の体操を行う。

問題点③：食事を口から摂るのが難しい、水にむせる
ケア目標と項目：
摂食・嚥下機能の維持・改善を図る。姿勢・摂食方法・食形態の維持改善、嚥下反射を促す
誰が行うか：
主治医・歯科医師・看護師・歯科衛生士
どのように行うか：
・そのときの体調に合わせて一口量、ペースに気をつける
・食形態は均一な形態、水分にはとろみをつける
・平常時の姿勢は、リラックスしてもらうことと自己唾液の嚥下を考慮して、体幹角度35°とし、摂食訓練時はVF検査の結果をふまえ70°とする
・頚部を屈曲させるために頭部に枕を入れ、口腔から気道への食材の通路が一直線になって誤嚥しやすくなるのを防ぐ

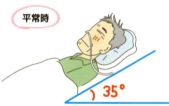
平常時 35°

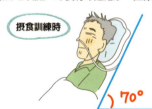
摂食訓練時 70°

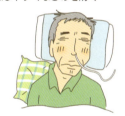

・摂食訓練時の頚部の位置は、舌背面を床に平行に保ち、食材の舌による送り込みと嚥下反射のタイミングのズレによる誤嚥を防ぐ

  床

  床

・右片麻痺があるので、摂食訓練時は頭部だけでなく右肩にもクッションを置いて体幹を左に傾ける。こうすることで、食材が健側の口腔内・咽頭部の左梨状窩を通過しやすくし、誤嚥を防ぐ

活用ポイント ❹ 病院での口腔ケアの中心は看護師！

入院中の日々の口腔ケアは、患者さんの全身状態や自立度に合わせて院内の看護師が中心となって行いますが、**歯科衛生士は専門家としてそれについて助言することが必要です。**その際、けっして押し付けにならないように、相手が費やせる時間・度量に合わせることが大切です。

こうして、病院での退院時カンファレンスに参加したあと、筆者（花形）の診断のもと、
歯科衛生士を中心に奥様・多職種で協働して口腔ケア・機能訓練を進めていきました。
新井さんも当初は不安そうでしたが、少しずつ慣れてきて、数ヵ月で摂食嚥下機能の改善がみられました。

✦ 口腔ケア・機能訓練

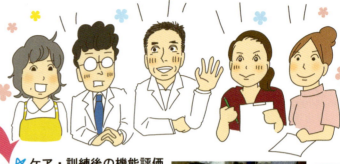

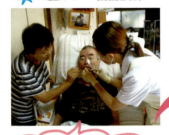

歯ブラシによる歯頸部の
ブラッシング指導をしている

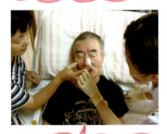

口唇の機能回復・維持低下を防ぐために、
口唇マッサージを指導している

活用ポイント ❻ ❼
活用ポイント ❽ ❾ ❿ ⓫ → P.114

✦ ケア・訓練後の機能評価

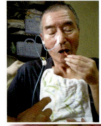

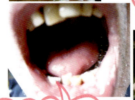

パサつきにくい食材を嚥下して
もらったところ、口腔内における
残留はみられなかった

頸部聴診下で、とろみをつけた飲み物を
飲んでもらっているよう。
聴診音は清聴（異常なし）

捕食・咀嚼・嚥下の流れで
食材・一口量等を確認する
ために、喉仏の挙上を
確認している

その後、新井さんの機能を再評価するために、
あらためてVFを行ってもらうよう病院に依頼しました。
この時も、早川に同席してもらい
摂食嚥下機能の確認してもらいました。

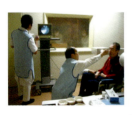 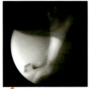

垂直座位の状態で造影剤が入った食材を
嚥下してもらったところ、以前みられた
喉頭蓋谷・食道入口部の残留はなかった

その後も、歯科衛生士による
居宅療養管理指導や、
多職種による口腔ケアを
継続していった結果、
熱発・誤嚥性肺炎の発症を
防ぐことができています

新井さんの主な栄養補給法は
経管栄養に変わりはないものの、
一部経口摂取も実施できています

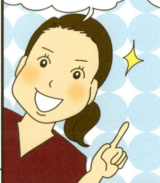 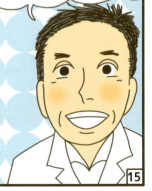

活用ポイント ⑤ 日々変化する摂食嚥下機能もしっかり確認して！

　患者さんの摂食嚥下機能は日々変化するので、**その時の機能に合わせて無理のない機能訓練を行う**ようにしましょう。また、機能の程度について歯科衛生士は逐一歯科医師に報告しましょう。「食べる」「飲む」という機能について、患者さんや介護者、多職種に説明することも必要です。機会があれば、誤嚥の確定診断のための嚥下造影検査（VF）に立ち会い、摂食嚥下訓練の参考とするといいでしょう。

活用ポイント ⑥ 退院時カンファレンスに歯科も参加すべし

　病院の退院時カンファレンス（図6-1）では、患者さんの入院中・退院時の医療・介護の情報や、退院後の在宅療養にかかわる職種の情報を得られます。また、他の職種に口腔ケアに関する情報を提供する最大の機会でもあります。**歯科医療者の参加は必須**です。

図6-1　退院時カンファレンス

病院連携室の看護師を中心に行われる。家族、ケアマネジャー等の他職種へ、入院中の摂食嚥下状況をDVDを用いて説明し、在宅での介助方法を指導する。

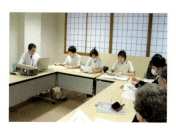

活用ポイント ⑦ 在宅カンファレンスにも参加すべし

　在宅のケアカンファレンス（図6-2）にも参加し、口腔ケアの状況を報告したり、逆に口腔ケアを行うにあたっての他職種からの問題点を把握することも大切です。

　在宅カンファレンス（サービス担当者会議）は、ケアマネジャーが利用者の介護認定後にケアプランを立てるときや、介護認定期間に合わせて3～6ヵ月を目安としたケアプランの短期目標のモニタリングを行うとき、要介護者の日常生活機能・健康状態等の改善も含めての評価および介護者の介護状況の課題等を踏まえて検討する必要があるときに、サービス担当者を招集し、開催します。

　基本的には、居宅療養管理指導・歯科衛生士等居宅療養を実施している歯科医師および歯科衛生士は参加する必要がありますが、サービス提供の報告書をもって照会することもあります。

図6-2　在宅カンファレンス

新井さん（要介護者）を中心に、奥様（主介護者）、ケアマネジャー、主治医、訪問看護師、福祉用具貸与業者、理学療法士、管理栄養士、歯科医師、歯科衛生士の多職種が参加している。

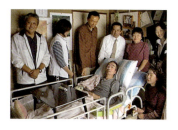

活用ポイント 8　患者さんの体調は多職種で連携して見守る!

　訪問診療の対象となる患者さんの場合、いつ体調が変化してもおかしくはありません。天候などが体調に影響することもあります。したがって、訪問時には、バイタルサインや患者さんの顔色、表情、会話のようす、食欲、食事や水分の摂取量、服薬状況などを確認し、その情報を多職種で共有する連絡ノートに記載します。連絡ノートの確認は、訪問の数日前から行っておくといいでしょう。また、iPadなど情報通信機器を活用することも有効です(**図6-3**)。

図6-3　iPadで情報共有

通常、カンファレンス以外の時に、患者さんの状況について他の担当者と同時に把握したり、互いに情報を提供したり相談することはできない。そこで、筆者らはチャットワークシステム(KDDI)を用いて、利用者別のチームを設定している。このシステムにより、各自のサービス提供時の情報を他の担当者に発信し、随時情報提供・相談することが可能になっている。

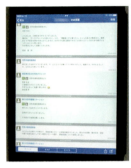

活用ポイント 9　改善がみられない! そんなときは……

　口腔ケアや機能訓練を継続していても改善がみられない時は、口腔管理のキーパーソンとなる介護者をみてみましょう。「**磨いている**」と「**磨けている**」**はまったく別物**なので、改善点があればお伝えします。ただし、こちらがお願いしているのは「**生活の中での口腔管理**」ですから、介護負担にならないように同じ目線で考えることが大切です。介護者だけでなく、医療職である訪問看護師に協働してもらうことも有効です。

　また、誤嚥性肺炎の既往がある患者さんの場合、就寝時に不顕性誤嚥を起こす危険性があります。**就寝前に口腔ケアを行ってもらう**ようにしましょう。

活用ポイント 10　歯科医療者である自分の健康管理を忘れない

　口腔ケアを行う際の姿勢も、ベッドサイドや車いすですと負担がかかりやすくなります。床にひざまずくなどして腰への負担を防ぐ、照明などを考慮して明るい部屋で口腔ケアを行い、眼への負担を防ぐことが大切です。

　また、患者さんの中には感染症に罹患している方も多くいるので、そういった情報をしっかり確認し、自分が感染しないように注意する必要があります。歯科医院での診療以上に、医療事故への配慮も必要なのです。

活用ポイント 11　お互いに必要な知識を教え合い研鑽を積むべし

　筆者は、看護大学・大学院において、歯科訪問診療、緩和ケア・認知症認定看護師の認定試験のための講義や、ケアマネジャーや管理栄養士に向けての講演で、歯科医療(歯科診療・口腔衛生管理)について他職種に伝える機会をいただいています。関係職種の方々に、訪問診療における歯科医療のかかわりが必要だと理解していただきたいからです。

　逆に、私たち歯科医師・歯科衛生士も、医師や看護師、介護関係者等の他職種との連携・協働のために、必要な知識を得ることが必要です。それには、退院時カンファレンス等に参加し、研修・研鑽していかなければなりません。

うちの医院のこだわり・アイデア集

「経口摂取ができない＝口腔衛生管理は不必要」ではないことを伝える

　訪問診療にて口腔衛生管理を行っていた入院患者さんが、主治医の診断で胃ろうを造設することになった際、担当看護師から「歯科訪問診療の中断を」と連絡がありました。しかし、筆者は、胃ろう造設等で経口摂取できなくなった患者さんこそ、口腔衛生・機能の状態が低下して誤嚥性肺炎等に罹患する頻度が高くなることを、患者さんとその家族、看護師等に説明し、訪問を続けました。

退院時カンファレンスへ必ず参加する

　訪問診療を行っていた入院患者さんが退院し、「なぜ治療に来てくれないのか」と苦情がありました。病院連携室から、その患者さんが退院するという連絡はあったものの、退院時カンファレンスへの参加依頼がなかったため出席しなかったのです。
　現行制度では、患者さんやご家族、ケアマネジャー等からの依頼がないと、退院時カンファレンスに出ることができませんし、安易に退院後も継続して歯科訪問診療を行うことができません。入院前のかかりつけ歯科医院や、施設に入所する場合ならそこの協力歯科医師とのかかわりもあります。
　このようなことを防ぐためにも、歯科医師や歯科衛生士が退院時カンファレンスに参加して情報共有することが不可欠です。

残されたご家族への心遣い

　家族ぐるみで来院されている患者さんが多いという地域性から、亡くなった患者さんのご家族への心遣い（グリーフケア）も大切にしています。具体的には、ご家族へ、診療中の写真などの情報を提供し共有しています。

Clinic 7　たかはし歯科（愛媛県・南宇和郡）

患者さんの通院が途絶えそうになっても、他職種との連携によって再びかかわれる！

高橋 啓／吉弘 幸
Akira Takahashi　Sachi Yoshihiro

医院データ

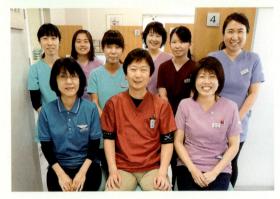

たかはし歯科

前列右から吉弘、高橋。

スタッフの人数	● 歯科医師1名（院長）、歯科衛生士6名、受付・歯科助手2名
訪問診療にかかわるスタッフの人数	● 歯科医師1名（院長）、歯科衛生士2名
医院で訪問診療を始めてからの年数	● 約10年
訪問診療に出向く頻度	● 水曜日と土曜日の午後
診療信念	●「歯のこと、口のこと、食べることで困っている人、困らないようにしたい人に対して、精一杯手を差し延べること」
訪問診療を始める経緯・きっかけ	● 大学在学中に聴講した米山武義先生の講義に感銘を受けたことがきっかけ。
地域性	● 高齢化率39.7％と、全国平均より約13ポイントも高く、日常生活からも超高齢社会を感じる。

介護現場は、食べることで困っています。多くの人が歯科にもかかわってほしいと思っています。他職種は皆、専門職からの口腔へのアドバイスを求めているのです。しかし、「どこに依頼していいかわからない」「歯科医院はいつも忙しそう」「いつ電話していいかわからない」「相談にのってくれるのだろうか？」などという声を耳にしていることも事実です。

　今、各自治体を中心として多くの多職種連携のための会が開催されていますが、歯科衛生士単独の参加であっても、歓迎されると思います。ぜひ参加してみましょう！　そして、できる範囲でいいので継続的に参加してみると、知り合いも増え、活動の幅がきっと広がります。今回は、他職種との連携によって通院できなくなった患者さんを在宅で診られるようになったケースをご紹介します。

本ケースの登場人物

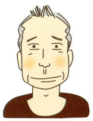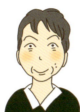

清水太郎さん、千代さん(仮名)
今回の患者さんご夫妻。以前からたかはし歯科の患者さんで、お元気なころは魚の行商をされていた。要介護になってからは通院が難しくなっていたが、担当ケアマネである辻本さんとのつながりのおかげで、訪問診療で再びかかわれるようになった。

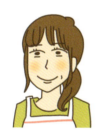

辻本さん(ケアマネジャー)
清水さんご夫妻の担当ケアマネジャー。非常に仕事熱心で、筆者が何でも相談できる存在。「愛南町口腔ケア研究会」や「ケアマネ口腔部会」にも参加しており、筆者とはそこで知り合った。その縁で、今回の歯科訪問診療につながった。

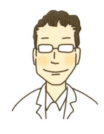

松本先生(医師)
清水さんご夫妻の担当在宅医。もともと清水さんご夫妻に専属の在宅医はいなかったが、辻本ケアマネと筆者が相談した結果、松本先生に来てもらうことになった。専門は消化器内科だが、在宅医療にも精力的に取り組まれていて、とても頼りになる存在。

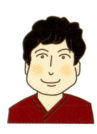

高橋(筆者・歯科医師)
たかはし歯科の院長。日本ヘルスケア歯科学会のメンバーであり、その考えをもとに地域でのシームレス診療に出向いている。また、「愛南町口腔ケア研究会」など地域における多職種連携にも積極的に取り組んでいる。

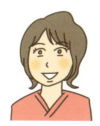

吉弘(筆者・歯科衛生士)
たかはし歯科の訪問担当歯科衛生士。診療室では、多くの担当患者さんを持ち、歯周病のメインテナンスを中心に対応している。一方、水曜日の午後は、高橋と一緒に訪問診療に出向く。訪問診療で重要な役割を果たしており、高橋の大切なパートナー。

ヘルスケアの考え方をベースに、地域の多職種と連携!

シームレス診療の先駆者・米山先生の影響で、自分もこの世界に

筆者（高橋）の大学での専門はインプラントでしたが、同じ教室の中に高齢者歯科関係のグループもあったため、早いうちから高齢者歯科に触れる機会に恵まれました。また、本書のコーディネーターであり、この分野のパイオニアである米山武義先生の講義を聞く機会も当時からありました。今でこそ「口腔ケア」という言葉があたりまえのように使われる時代になりましたが、当時（今から約20年前）、他職種は口腔にほとんど関心がなく、口腔は全身の中でも置き去りにされていた部分でした。そんな中奮闘する米山先生のお話に感銘を受けた記憶があります。その後、実際に歯科訪問診療なども経験させていただき、その経験が現在とても役立っております。

ここがつながった！ ヘルスケアと

継続的に患者さんとかかわる大切さを学べた

継続的に患者さんとかかわるとはどういうことか、具体的にどうするのかなどについて、ヘルスケアで具体的に教えてもらえたと思います。これにより、「生涯口腔の健康を維持したい」と医院全体で考えるようになりました。

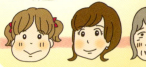

具体的な記録を残す習慣ができた

ヘルスケアでは、規格性のある口腔内写真や動画など、歯科衛生士が中心になっていろいろな記録を残していくことを推奨しています。これにより、単なるメモ書きやカルテへの記載だけではなく、歯科衛生士専用のサブカルテを用いて具体的な記録を残していく習慣が定着しました。その結果、患者さんに関する多くの情報を医院全体で共有することができるようになっています。

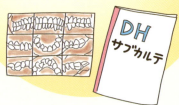

ヘルスケアの考え方がシームレス診療にも生かされている

その後、2004年に郷里の愛媛県南宇和郡愛南町で開業しました。開業当初からいきなり歯科訪問診療の依頼が来るわけではありませんので、まずは今まで興味のあった予防型診療室づくりに力を入れていきました。その際、筆者が現在も所属している日本ヘルスケア歯科学会（以下、ヘルスケア）の診療スタイルを基盤にしていきました。ヘルスケアでは、医院全体でその人の経過を診ながら対応していく臨床を実践しています。

予防型診療を実践していく中で、特にシームレス診療につながった部分が数多くあります。このヘルスケアの診療スタイルがあったからこそ、より患者さんのフォローをしていきたいという想いも芽生え、それによって通院できなくなった人への対応を意識するようになっていったと思います。

歯科衛生士が成長し、大きな戦力になる

ヘルスケア型歯科医院では、1人の患者さんを同じ歯科衛生士が担当して診るので、**患者さんとのかかわりの中心が歯科衛生士になっていきます**。これにより、患者さんは担当の歯科衛生士を名前で覚えるので、「歯科衛生士さん」ではなく、「◎△さん」と呼んでくれます。

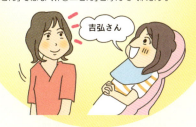

シームレス診療

周囲の歯科医院と協働する大切さを学べた

ヘルスケアで教えてもらった予防歯科は健康な人が対象なので、多くの人が対象になります。健康を求める人が多く集まって来すぎるくらいです。となると、近隣の歯科医院はライバルではなく、**協働して、歯科の状況をより良くしていく同志**であるという考え方も教えてもらいました。これは、在宅歯科診療にも言えることです。地域で本当に困っている人は大勢います。1つの歯科医院だけで、町中の通院できない患者さん全員を訪問することはできません。地域で連携して対応していくことが大切です。真剣に取り組めば取り組むほど、そう実感できるはずです。

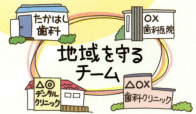

ペリオドントロジー、カリオロジーを基盤にした臨床を展開できる

歯科訪問診療においても、歯科衛生士を中心に、**ペリオドントロジーやカリオロジーを基盤にした口腔ケアを実践する**ことで、歯科が他職種と訪問診療にかかわる意味が大きくなります。そういった視点からの意見やアドバイスがとても大切だと感じています。

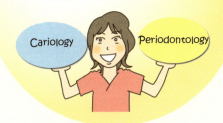

高齢化がどんどん進む今、地域全体で住民を支えていくことが必要!

筆者(高橋)が開業している愛南町は高齢化率が非常に高い地域です。開業当初に比べて、現在はいろいろな意味で高齢化が加速しています。たとえば、平日の昼間に街を走っている車には介護関係のものが増えていますし、日常生活における会話の中で、高齢化に関する話題を聞くことが多くなりました。このように、日常の中でも「超高齢社会」を感じています。

そんな状況があるからこそ、「自院だけで診られる在宅患者数はたかがしれている。だから歯科医院同士、専門職種同士が協力して、地域の困っている人をカバーしないといけない」と思っています。そう思わせてくれたのが、次にご紹介する「愛南町口腔ケア研究会」です。

愛南町口腔ケア研究会で地元の他職種とのつながりを密に!

愛南町では、5年前より多職種連携の勉強会「愛南町口腔ケア研究会」(図7-1)を立ち上げました。運営メンバーの家族が胃ろう造設となった際、急性期からの口腔ケアによって口から食べられるまで回復した経験によって、日常的な口腔ケアの重要性を実感したことがきっかけでした。運営は地元歯科医師会有志が行っていますが、特に、運営メンバーである宮田裕之先生、池田敬洋先生、浅海裕紀先生は、それぞれが自分の役割を担い、しっかりと運営に加わってくれています。また、行政や地元医師会、介護施設、介護関係の事業所、総合病院も協力してくれています。研究会は2ヵ月に1回、1時間半開催し、毎回約100人が参加し、盛況です。

盛況になる秘密は、手作りのデモ講演にあります。口腔ケアや摂食嚥下トレーニングは、「わかりやすさ第一主義」で自分たちで実践してデモ(図7-2)を撮影しています。

また、本研究会から発展して、ケアマネジャーの集まりに「ケアマネ口腔部会・歯ピカ」(図7-3、4)という口腔担当部門を常設してもらいました。私たちもできる限り日程を調整して参加し、連携を深めています。このような勉強会で得られた連携が、今回のケースにも非常に生きていることを実感します。

図7-1 愛南町口腔ケア研究会

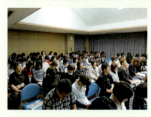

参加職種は、ケアマネ、訪問看護師、言語聴覚士、作業療法士、ヘルパー、保健師、医師、病院看護師、歯科衛生士、介護福祉士、ケアワーカーなど多岐に渡る。

図7-2 実践デモでわかりやすく紹介

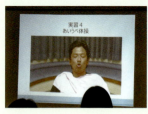

舌の位置を改善し、口呼吸を鼻呼吸に変えていく「あいうべ体操」を紹介。言葉だけの説明より、動画で見せた方が実際の動きなどがわかりやすいと、好評。

図7-3 ケアマネ口腔部会・歯ピカ

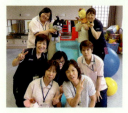

各自が担当する介護者の口腔ケアについて話し合う場として、さまざまな現場で働くケアマネジャーによって立ち上げられた部会。

図7-4 口腔ケアについてケアマネが熱く話し合い!

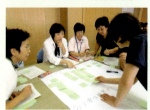

ケアマネが現場で口腔状態をチェックする際に気をつけることについて意見を出し合い、KJ法[1]でまとめている。

※1 KJ法:データ収集の手法の1つ。集めた情報をカードに書き込み、系統ごとにカードをグループ化することで、情報の整理と分析を行う。

マンガでCHECK!

CASE 通院が途絶えがちになったが、他職種との連携で訪問診療できるように

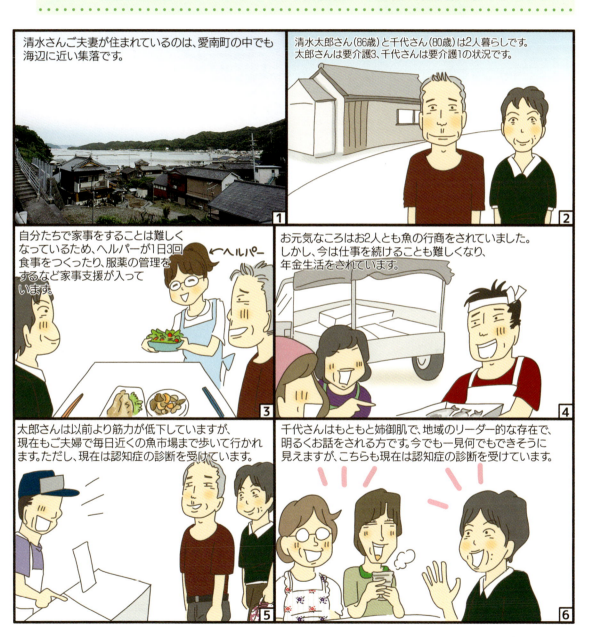

ご夫妻はもともと私たちが診てきた患者であり、以前から当院に来られていました。

通院されていた頃の太郎さんの口腔内（初診時2006年12月25日）

6|3、3|3 辺りで特に歯周病が進行していたが、自分でブラッシングもされており、残存歯を大事にしようという意識もみられた。
ただ、歯周病が進行した部位を中心に歯周組織が壊れていく途中の状況であった。

通院されていた頃の千代さんの口腔内（初診時2005年4月21日）

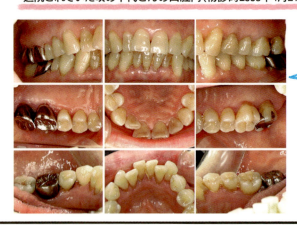

全体的に良好な状況で、本人も意識してプラークコントロールを行えていた。継続的に治療やメインテナンスで来院されていた。

7

活用ポイント 1　ささいな場面からも患者さんの変化を見逃さない

　通院が途絶えがちになった頃、外で太郎さんを見かけることがあれば、同乗の吉弘が手を振って「こんにちは」とあいさつしていました。また、こちらが車を置いて歩いて移動している時に会えば、「お元気ですか？　魚市場に行っていたのですか？」などと声をかけていました。しかし、その頃の太郎さんの雰囲気は以前と違っていたので、「こちらが誰なのかわかっているのだろうか」「だんだん認知症が入ってきているのだろうか」と2人で話をしていたのを覚えています。

　地域には、投薬などを受けていない、軽度の認知症の方は大勢いると思われます。事実、その後太郎さん、千代さんのお2人とも認知症の診断がつきました。今回の場合、私たちは以前の太郎さんを知っていたので、明らかにようすが違うと感じることができました。このようにささいな変化を感じ取ることは非常に重要だと思います。

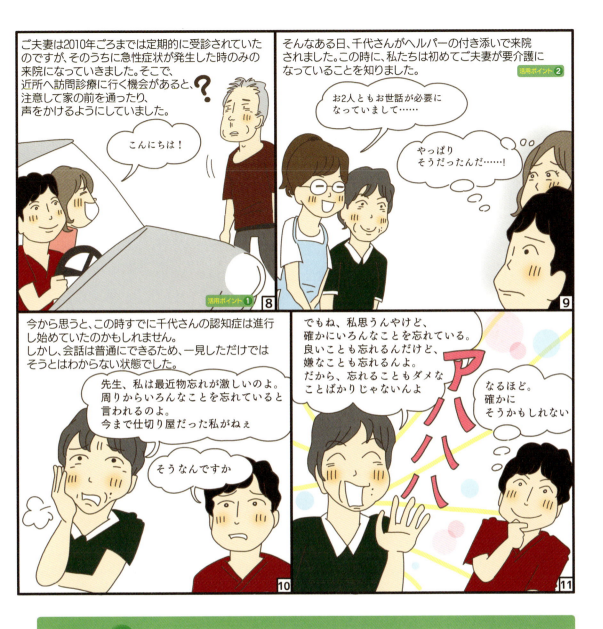

活用ポイント ❷ 通院が途絶えがちになった患者さんの情報を得よう

　現在の日本のシステムでは、患者さんが要介護になっても、かかりつけの歯科に連絡が来ることはありません。**こちらからアプローチしない限り、患者さんの全身的な変化を知る機会がないのが現実です。**今回も、先ほどの太郎さんのエピソードもあったことから、「やっぱり介護が必要な状況になっていたんだなぁ」と再確認した次第です。

　自分で通院してきている患者さんの中にも、デイサービス等を利用している方もいます。そのため、今回の経験をふまえ、訪問診療に限らず、診療所でも、患者さんとの会話の中から普段の生活を尋ねたり、介護サービスの利用の有無を聞いたりするようになりました。また、それまできれいに磨けていた患者さんでも、ある時から連続してプラークが多くなっている場合、体調などの変化がないかご本人や家族に聞くようにしています。

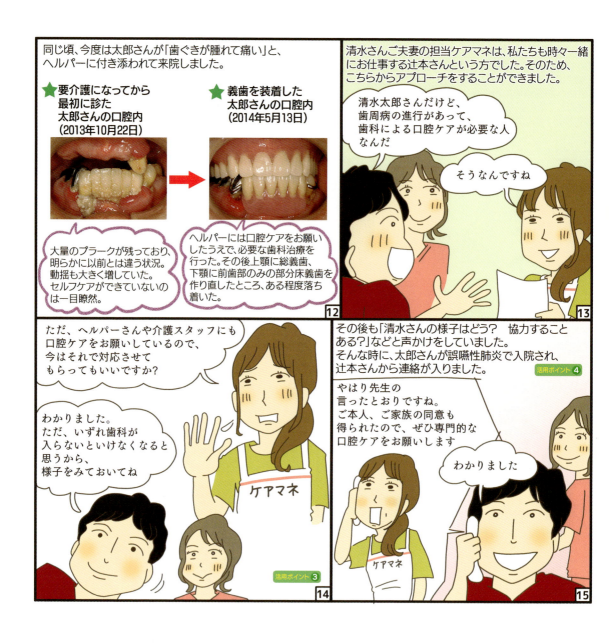

活用ポイント 3　全体を見て考えてくれるケアマネの意見を尊重しよう

　ケアマネにはケアマネの考えがあり、患者さんの生活全体を検討して判断を下しています。私たち歯科医療者にはできない分、ケアマネは今のご本人たちの経済状況や家族の理解など、いろいろなことを考慮して調整してくれています。それがわかっていたからこそ、太郎さんの口腔ケアについて辻本さんに勧めた時に、いったんこちらは引きつつ、マンガでご紹介したように伝えました。残存歯における歯周病の進行が予想され、介護スタッフだけでは病態の変化に対応した口腔ケアが難しいと思っていましたが、この時はまだこちらの主張を通すのは時期尚早と考えたからです。

こうして、翌年の1月から私たちは清水さんご夫妻(主に太郎さん)の歯科訪問診療に行き始めました。

在宅における太郎さんの口腔内(2015年1月14日)

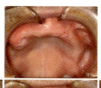
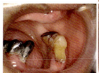 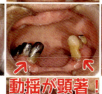 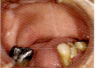

動揺が顕著！

要介護になって最初に診た時よりも歯周病が進行していた。
特に、4|4の動揺が大きく増していた。

[16]

ヘルパーや介護スタッフが太郎さんの口腔ケアを行っていましたが、特に動揺歯である4|4は恐る恐るしか磨けず、十分にケアできていませんでした。
そこで、動揺歯をこちらで抜歯し、介護スタッフにも口腔ケアがしやすい状況を作りました。

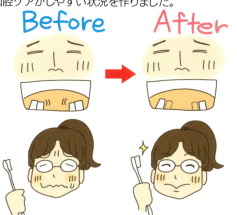

Before → After

[17]

また、太郎さんは口腔機能の低下も認められるので、アセスメントを行い、摂食嚥下トレーニングを加えています。具体的には、嚥下体操、パタカラ等の発声訓練、舌突出嚥下訓練、努力嚥下などからメニューを決めて、当日の太郎さんの体調や疲労を見ながら実践しています。

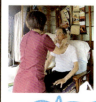

口腔周囲筋のリラクゼーションとしてマッサージを行っているところ。

嚥下体操(深呼吸)を行っているところ。

舌突出訓練を行っているところ。吉弘が口もとに置く指の方に、太郎さんが舌を向けようと動かしている。

[18]

活用ポイント 4　こちらの主張が受け入れられないときは待つことも必要

　今回のケースで太郎さんが入院された際、何かきっかけがあるとケアマネも対応の変更をしやすい側面があると感じました。私たちはつい、口の中を診て「こうすべきだ」「こういう状況だ」と言いがちですが、家族や他職種の人から見ると「今まで何の問題もないのに、どうしてそこまでする必要があるのか」といった疑問を持たれることが多いです。理屈だけで納得してもらえる場合はいいですが、そうではないケースにも柔軟に対応する必要があります。

　また、元気な時に歯科医院に通院していたりすると、こちらの人となりを理解してくれているので、アドバイスを受け入れてくれやすいと思います。介護は費用もかかりますし、ややもするといろいろなサービスを吹っかけてくると受け取る人もいます。慎重な対応が必要だと思います。

一方、千代さんは、太郎さんと違って口腔ケアの対象ではありません。ですので、毎回ではないものの、太郎さんの訪問診療時に合わせて千代さんの口腔内もチェックしたり、いろいろお話ししています。

在宅における千代さんの口腔内(2015年3月4日)

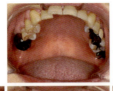
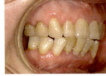 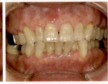 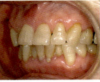
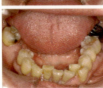

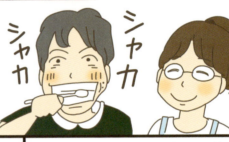

要介護になってから、当院に通院された際に6⏋の抜歯を行った。特に補綴はしていない。全体的に状態は安定している。ヘルパーに見守ってもらう必要はあるものの、ご自分でセルフケアができる状態。

シャカシャカ

その中で、私(高橋)の親の話もしました。今から25年以上前、ご夫妻が魚の行商をされていた当時のお客さんの中に、私の親もいたのです。

私の親は小さな旅館をやっていて、千代さんから魚を仕入れていました。たくさん魚を買うといつもおまけをしてくれるので、良心的な魚屋さんだったと聞いています

わぁ、うれしい。本当に、あの頃が懐かしいねぇ

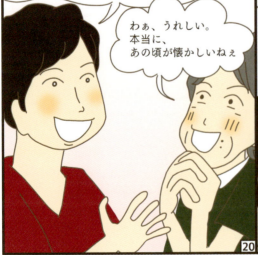

「認知症の人は、最近のことは忘れるけど、昔のことはよく覚えている」と聞いたことがあります。
千代さんも当時のことは鮮明に記憶されています。
その中で、非常に印象的だった言葉があります。

私はいろんなことを忘れていっているけど、恩になった人のことまで忘れたりしないんよ

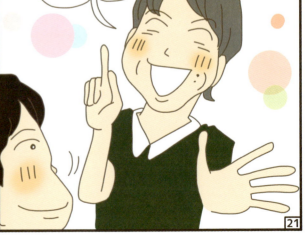

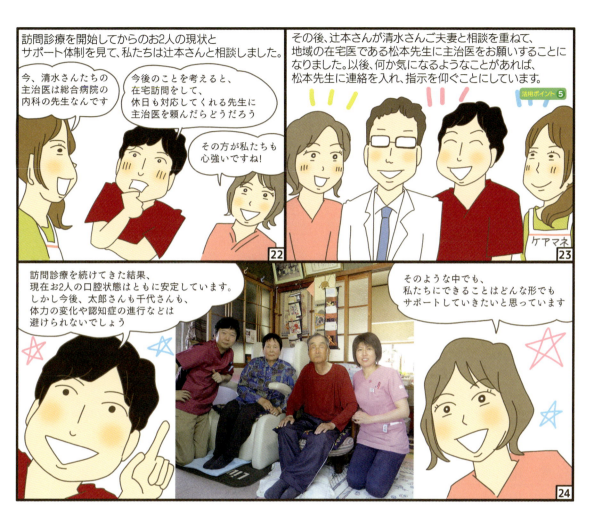

活用ポイント 5 　在宅医を中心に、医療と介護のバランスを取ろう

　在宅医の松本先生が主治医になったことで、清水さんご夫妻にかかわる多職種のバランスが取れるようになりました。在宅医とケアマネが中心になって**医療・介護のバランス**を考え、他職種がそれを支え、双方向に意見を交換してさらに良いものにしていく。そんな形ができあがると理想的だと思います。

訪問診療において、在宅医を取りいれるべきケース

① **定期的に診察を受ける必要がある場合**
　具体的には、重い病気で確実に投薬を受ける必要があったり、寝たきりで重症化が予想されたり、入院歴があって要注意な人です。

② **診療所に連れていけない、もしくは待合室で待てない場合**
　具体的には、寝たきりで動かすのが困難であったり、体調不良で移動や待ち時間で体調が悪化する恐れがある人（がん患者など）、認知症によって待合室で騒いだりするなどの症状がみられるため受診できない人です。

③ **家庭に介護力がない場合**

④ **緊急時に対応できる人がいない場合**

⑤ **食事を自分たちで摂れていない場合**

⑥ **体調の変化に気づく人が近くにいない場合**

本事例からの学びどころ

担当歯科衛生士（吉弘DH）から

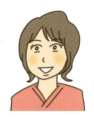

歯科衛生士として、その方の人生に寄り添えるよう知識を深めることはもちろん、人間性も豊かでなければいけないと思います。

●● 歯科衛生士がシームレス診療にかかわる際、診療所勤務であることは大きい

歯科衛生士として、診療所に勤務しながらシームレス診療にかかわることは、さまざまなメリットがあると思います。まず、歯科医師とすぐに情報を共有することができます。特に、今回のように自院の患者さんが訪問診療になった場合は、口腔内写真やエックス線写真などの資料もあるため、過去の情報を把握したうえで訪問できることも大きいです。また、お互いの信頼関係もすでにできあがっているので、安心して対応していけます。

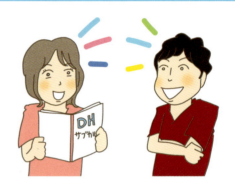

●● その患者さんにかかわる人たちとともに口腔の健康を守る

P.120で紹介されていた「愛南町口腔ケア研究会」には、もちろん私も参加しています。そのため、顔見知りのケアマネジャーさんやヘルパーさんがいるのはありがたいです。実際、口腔ケアの方法については、現場でケアマネジャーさんに実技指導を行うと、ケアマネジャーさんからヘルパーさんに教えてもらったりすることもあります。また、動画を撮って皆さんにご説明することもあります。

歯科衛生士だけでなく、**その患者さんにかかわるすべての人との連携**がなければ、お口の健康を守っていくことはできません。「一方的に教える、やってもらう」ではなく、**チームで取り組んでいくことが大切**だと思います。

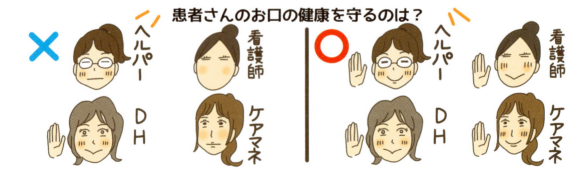

患者さんのお口の健康を守るのは？

担当歯科医師（高橋DR）から

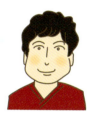

地域でやる気のある現場は、歯科を求めています。私たちがそれに応えられる存在になる必要があります。

地域で気軽に相談してもらえる存在になろう

　今回のケースは、他職種とのつながりがなければ、途中で完全に途切れていたと思います。ケアマネの辻本さんに声をかけて、彼女がそれを覚えていてくれたおかげで連携が始まり、今も清水さんご夫妻にかかわれています。そう思うと嬉しいかぎりです。ちょっとした声かけでいろいろなことがつながっていくことをあらためて実感しました。

　実際、地域では、私たちの知らないところで多くの人が口腔に関する困りごとを抱えています。ヘルパーさんも「こんな口腔ケアでいいのか」と不安に思いながら口腔ケアをやっています。その人たちのそばに、ちょっとしたことでも気軽に相談できる歯科関係者がいれば、解消できることはたくさんあるのです。その役割は、**地域で開業する歯科医院の歯科医師・歯科衛生士こそ適している**のではないでしょうか。

他の職種と顔見知りになることが多職種連携の始まり

　「多職種連携」なんて言葉は、実はかなり大袈裟です。他の職種と少し顔見知りになって、お互いに気軽に話せるようになれば、いろいろなつながりが発展していくものです。「愛南町口腔ケア研究会」は、まさにそのきっかけとなる場です。

　まだ自院で訪問診療に出向いていない場合、いきなり始めるのは確かに難しいでしょう。それなら、**地域で開催される他職種の勉強会などに顔を出してみる**のはいかがでしょうか。当然、主催者は出席者をチェックしているはずです。その中に歯科衛生士がいれば、「この歯科衛生士さんは積極的に勉強している」と認識されます。そんなことを続けていくだけでも、あちこちから声がかかり始めたりします。そこから始まる小さなつながりが、やがて**地域を動かしていく**のです。

　たとえば、今回の清水さんご夫婦には、「訪問薬剤師」もかかわっています。この方も「愛南町口腔ケア研究会」で知り合った方の一人です。

　通常の仕事は、薬の飲み残しのチェックです。清水さんの薬の服用管理はヘルパーが行っているため、基本的に飲み残しはありませんが、担当医が数に余裕をもって処方した薬がたまりすぎるのを防ぐために、残薬の調整を行います。数をチェックし、新しく処方してもらう薬の数を調整するのです。また、嚥下障害がある人では、薬も飲みにくくとても苦労されています。そんなときにも、錠剤をつぶして服用していいものなのか、そのまま服用した方がいいものなのかなど、薬剤師にアドバイスしてもらうこともできます。

　図7-5に筆者らと連携している訪問薬剤師の連携ノートを示します。このように、処方された薬剤の副作用などについて情報を提供してもらえて非常に助かっています。

図7-5　訪問薬剤師の記入内容

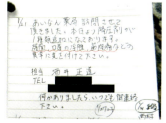

訪問薬剤師からの連絡ノートへのコメント。現在の投薬状況をわかりやすく報告してもらえる。

口腔ケアに関しマネジメントできる歯科衛生士が求められている

　シームレス診療においては、歯科衛生士の役割がとても大きいです。ただし、看護師と同じようにただ口腔ケアをするだけなら、歯科衛生士である必要はありません。歯を含めた歯周組織の状況を把握したうえで、口腔ケアや摂食嚥下トレーニングを行うことはもちろん、他職種へアドバイスすることが歯科の専門性につながっていくと思われます。

　老年歯周病学に根ざした口腔に関するアドバイスは極めて貴重であり、他職種が求めている部分だと感じます。それゆえ、「わからない」では済まされません。今まで以上に、自分たちが基盤とすべき歯科に関する勉強が必要になってきます。また、今までは院長に任せていたようなことも、歯科衛生士自身で論理立てて説明しなければいけない状況もあるかもしれません。さらに、患者さんの経済状況にも考えをめぐらせてアドバイスする必要があります。実際、筆者がケアマネに、「必要な人のプランに、口腔ケアをきちんと入れてほしい」と伝えた際、「それは違うよ。愛南町は1次産業中心の町だから、多くの人は国民年金で、私の受け持ちの8割の方は最低レベルの国民年金で生活しているの。その中でやりくりしているのだから、口腔まで手が回らないこともあるのよ」という返事をもらったことがありました。

　そうした勉強を皆さんが続けることで、歯科衛生士という職種が広く認知されることにつながっていくのではないでしょうか。ゆくゆくは皆さんが、「□△歯科の歯科衛生士さん」ではなく、「歯科衛生士の●×さん」と呼ばれるようになってほしいと思います。一緒にがんばっていきましょう。

思わぬところでも多職種連携

　今回の清水さんご夫婦について、多職種連携が思わぬところで発揮されたことがありました。ある日、松本先生が清水さん宅を診療で訪れた際、工具を積んだ軽ワゴン車が家の前に停まっていて、そそくさと去って行ったそうです。「おかしい」と思った松本先生が清水さんに確認すると、屋根修理の業者でした。「頼んでいなくても時々来て直してくれる」と見せられた領収書は、発行人の住所も捺印もなく、怪しいもの。

　そこで、筆者と辻本さんが松本先生から相談を受け、辻本さんが調べた結果、どうも高齢者を狙った業者である可能性が高いことがわかりました。それを受けて、清水さんご夫婦に直接かかわっている人は、不審なことがあればすぐに辻本さん連絡するよう徹底しました。地域の民生委員にも協力を要請し、近くに住む親戚の方々にも注意を払うようにしてもらいました。

　そんな対策の2ヵ月後、ふたたび訪れた業者に気づいた民生委員が、厳重に注意して追い払ってくれ、その後、業者が町内を回ることはなくなりました。

　今は、近くを通ったときなど、清水さんの家の前に停まっている見知らぬ車を見かけたらケアマネに確認するような習慣がつきつつあります。診療に直接関係のないことでしたが、多職種連携がこういった業者から患者さんや町を守れたことがうれしかったです。

> 清水太郎さんのその後

歯は減ったが、口から食べられている

　太郎さんは、大きな変化はないものの、ゆるやかに認知症が進んでいるように感じています。たとえば、その日の昼食の内容など、ちょっとしたことの記憶のないことが多いです。しかし、ご夫婦とも直接の会話は今のところ成り立っており、ケアマネを通して息子さんとの連携もとれていて、「できるだけふたり一緒に自宅で生活したい」と希望されています。今後、認知症が進んだ場合には、在宅での24時間介護も検討するという方針です。

　口腔内は、6 5に歯周病の進行が見られ、歯が舌側に傾斜してきた(図7-6)ため、抜歯しました。今は、5 6(図7-7)を主に使って、ミキサー食中心の介護食を召し上がっています。義歯は使用していません。

　ご本人のいろんな反応が薄くなってきていることから、「義歯も使いこなしてバリバリ食べよう」という感じではなくなってきています。訪問時には、5 6の口腔ケアと、飲み込みを維持するための摂食嚥下トレーニングを行っています。主治医の松本先生とも相談しながら、どこまでかかわるか検討しながら進めています。

図7-6　舌側に傾斜した6 5

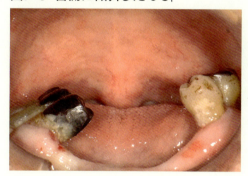

図7-7　残った5 6で食事している

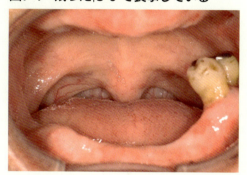

Clinic 8　小野歯科浜風診療所（兵庫県・芦屋市）

歯科衛生士の役割には、口腔ケアだけでなく、QOL改善につながる栄養管理も含まれる！

小野哲嗣　Tetsuji ONO ／ 小田見也子　Miyako ODA

医院データ

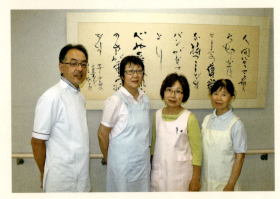

小野歯科浜風診療所

左端が小野、右端が小田。

スタッフの人数	歯科医師1名（院長）、歯科衛生士4名（常勤1名、訪問担当の非常勤が3名）、パートの受付3名
訪問診療にかかわるスタッフの人数	歯科医師1名（院長）、歯科衛生士4名（常勤1名、非常勤3名）
医院で訪問診療を始めてからの年数	21年
訪問診療に出向く頻度	週2・3回、土曜日の午後など
診療信念	For the Patient
訪問診療を始める経緯・きっかけ	開業5年後に阪神淡路大震災が起こり、仮設住宅への訪問診療を始めたのがきっかけ。
地域性	海から山に南北に伸びる高級住宅地で、富裕層も多く、施設や在宅での介護や治療への要求度が高い。

25年前に開業した当初は、場所が埋立地のニュータウンだったこともあり、高齢の患者さんは多くなく、子どものう蝕治療や成人の歯周治療が主でした。その後、1995年の阪神淡路大震災や2000年の介護保険創設を機に、だんだん歯科訪問診療の回数が増え、内容も多岐にわたるようになり、介護現場での口腔ケアも訪問歯科衛生士と共に行うようになりました。
　そこで今回は、私たちが今までかかわってきた介護施設での取り組みを通じて、これから施設や在宅現場で他職種との連携を図っていこうと思われている読者の皆さまが果たすべき役割や、期待されるかかわりについてお話しさせていただきます。

本ケースの登場人物

白畑さん(仮名)
今回の患者さん。約12年前に芦屋市内の特養ホームに入所されてきた。1923(大正12)年5月生まれ(初診時80歳)。主病は老人性認知症で、腰椎の圧迫骨折や変形性膝関節症による廃用性筋萎縮が著明。入所後に誤嚥性肺炎を発症したため、入院加療を受け、栄養摂取は胃ろうによる経管栄養管理に移行していた。要介護度5。この白畑さんに、もう一度口から食べてもらおうということで、多職種が立ち上がることに。

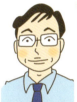

村松先生(医師)
白畑さんが入所する施設の協力医。入所者の健康管理を担っている。

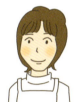

山元さん(看護師)
どこか頼りなく見えるが、芯のある施設看護師。若い介護福祉士たちの良き相談役。

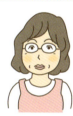

空地(歯科衛生士)
DH歴は約45年。10年前に施設で行った研修会の後、1年余りにわたって施設での口腔ケアをボランティアでしてくれた。現在は施設の嘱託DHとして契約を結び、山元さん同様、若い介護福祉士たちの良き相談相手となっている。

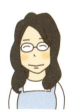

牛尾さん(理学療法士[PT])
シーティングやポジショニングのプロ。

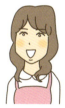

西側さん(管理栄養士)
施設入所者の栄養管理を一手に担う。彼女の作成した栄養・体重管理表(P.139 図8-1)は秀逸。

小田(筆者・歯科衛生士)
当院の2人の嘱託歯科衛生士の1人。DH歴は約50年で、訪問歯科衛生士としてのキャリアも30年近くある。口腔ケアから嚥下リハビリまでこなすスーパーハイジニスト。

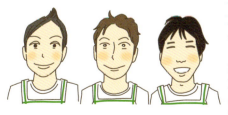

石原さん、矢吹さん、金澤さん(介護福祉士)
お互いに切磋琢磨し合う若き男性介護福祉士たち。口数は少ないが、3人とも施設の入所者に対し熱い思いを持ってくれている。

小野(筆者・歯科医師)
小野歯科浜風診療所の院長。20年以上訪問診療に携わる。今回の施設では、嚥下スーパーバイザーとして白畑さんを取り巻く多職種とかかわっていく。

マンガでCHECK!

CASE　口腔ケアと栄養管理でワインゼリーが食べられた！

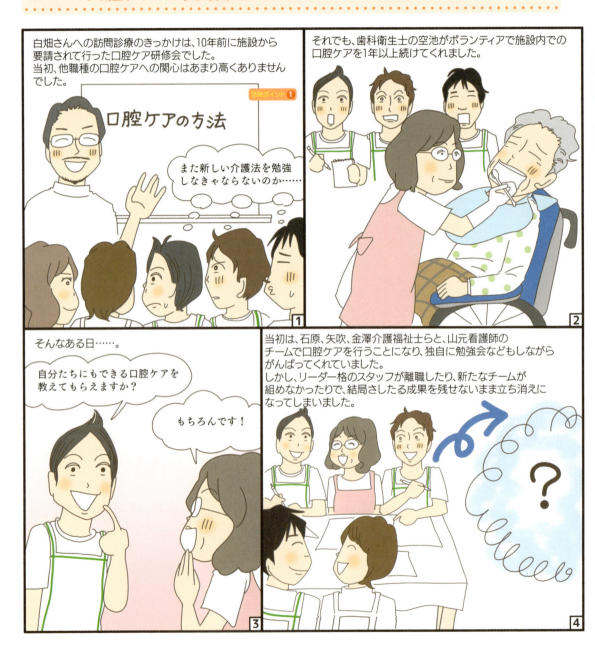

活用ポイント 1 施設で受け入れてもらうには時間が必要!

初めて歯科衛生士を受け入れる施設のスタッフにとって、歯科衛生士は仕事を増やすよそ者に映ります！歯科衛生士による口腔ケアの実施や清掃指導の意義が理解されるまで、時間がかかってもいいので、看護師や介護福祉士たちに受け入れられるように努めましょう。

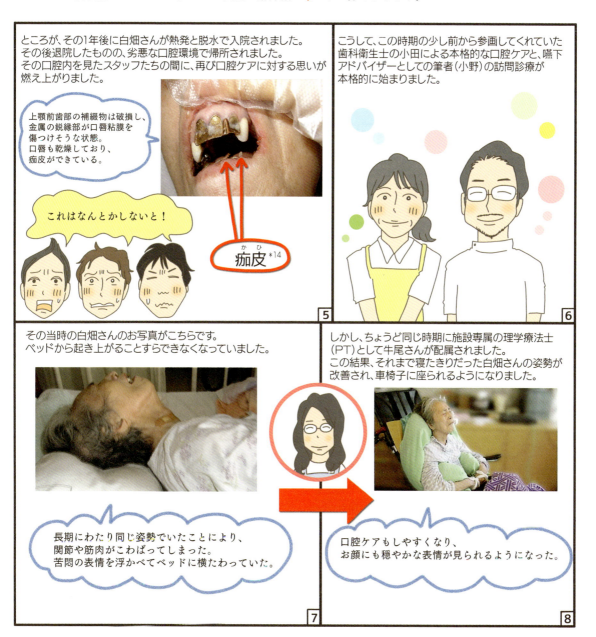

その後も、清潔で健全な口腔環境を回復・維持するために、石原・矢吹・金澤介護福祉士らが日常的に口腔ケアを実施しました。
また、その実施評価や、歯間ブラシやスポンジブラシなどの適切な清掃用具の選択、舌や頬粘膜などの清掃方法の指導を、小田が懇切ていねいに行っていきました。
さらに、かかりつけ歯科医には、口腔ケアを行う際に障害となる不良補綴物の処置をしてもらいました。

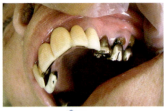

口元がきれいになり、口腔ケアもさらに実施しやすくなった。

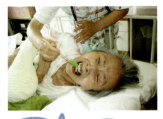

普段は車いすに移乗して口腔ケアを行うが、白畑さんの体調によっては、ベッド上でも実施した。ケアを行っているのは小田。

口腔清掃時の誤嚥や体調変化のリスクを軽減するために、できるだけ疲れないようなポジショニングやシーティングについて、牛尾PTや山元看護師から介護福祉士や歯科衛生士に指示をしてもらいました。

こうして、約半年が経過した頃には、喀痰の量も減り、口腔乾燥や口臭の改善が認められるようになりました。
さらに座位姿勢も改善・安定し、良好な唾液嚥下を確認できました。

活用ポイント2

頚部聴診でしっかりとした唾液の嚥下音が聞こえますし、お顔の表情からも、何か召し上がりたそうにされているのではないですか？

なんとか食べていただきたいです！

活用ポイント 2 　DHとして、患者さんのQOL改善についても提案しよう！

　施設内で他職種との連携がうまく進んできたと判断されるようになったなら、口腔ケアの実施だけでなく、「口腔管理」の実施による患者さんのQOLの改善を、歯科医師や看護師などに提案してみましょう。ただし、経口摂取再開などの場合は、嚥下障害に理解のある医師や歯科医師、言語聴覚士がいなければなりません。「経口移行加算」や「経口摂取加算」は、歯科医師や言語聴覚士らのアセスメントを受けた施設協力医の承諾がないとできないからです。

活用ポイント 3 　うまくいかないときには、焦らずにいったん立ち止まる

　多職種によるアプローチが長期にわたる場合、時としてチーム内の不協和音や患者さんの体調変化などによって、取り組みが暗礁に乗り上げることもあります。そんな時は、一度立ち止まってチーム内でよくよく相談することが大切です。
　たとえば、白畑さんの施設では、基本的には、毎

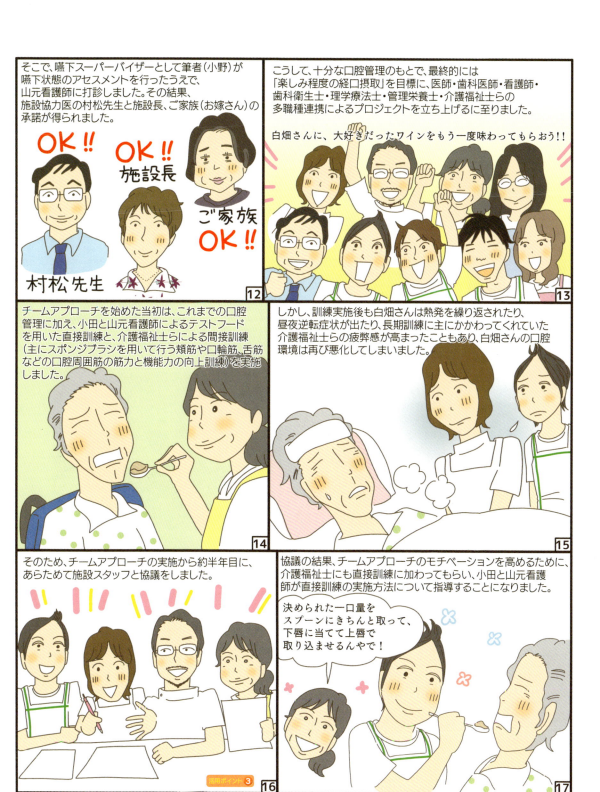

そして、彼らが訓練にかかわるようになって3ヵ月後、特製のワインゼリーを白畑さんに召し上がってもらうことができました。

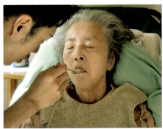

矢吹介護福祉士が白畑さんにスプーンでワインゼリーを食べさせている。スタッフ全員の思いと努力が報われた瞬間だった。

18

その後もチームアプローチが順調に継続されたことで、経口摂取量が増え、体重の増加や胃ろうの埋没が認められました。

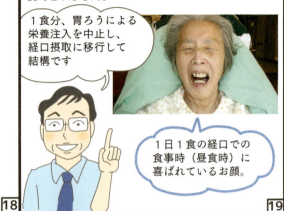

1食分、胃ろうによる栄養注入を中止し、経口摂取に移行して結構です

1日1食の経口での食事時（昼食時）に喜ばれているお顔。

19

介入から約3年が過ぎても、筆者らによる口腔管理の指導継続や、山元看護師と西側管理栄養士による白畑さんの嗜好を考慮した食材の検討、管理栄養士が実際の食事介助や食事現場の観察を行うことで、ムセや誤嚥のない経口摂取の維持に努めてきました。

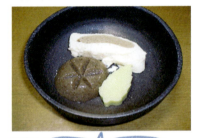

西側管理栄養士特製のムース食。見た目の良さと食べやすさを考慮している。

20

この頃になると、筆者らも施設における「栄養ケアマネジメント会議」に参加させていただけるようになりました。

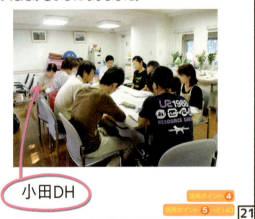

小田DH

活用ポイント 4
活用ポイント 5 →P.140

21

その後も、白畑さんは施設で手厚い介護を受けられ、2年前に90歳で安らかに永眠されました。その看取りには、筆者らも居室に招き入れてもらい、最期のお別れをさせていただきました。死に水は、お好きだったワインでした。

22

朝10時に各フロアで行う現場の職員と看護師との引継ぎ、昼13時に各フロアで行う介護従事者どうしの引継ぎに加え、月1回行うフロア会議などで協議や話し合いを行っていますが、それでも問題解決が難しい場合は、看護部の看護師や施設のケアマネなどに相談します。さらに無理なら、部長に相談したり、施設長に判断を仰いだりします。

活用ポイント 4　経口維持の取り組みに栄養ケアマネジメント会議は不可欠

多職種による経口維持の取り組みにおいては、その患者さんが安定して経口摂取を維持できる食材や、一口量、総量、食前・中・後の確認事項、緊急時の対処法、体重増減にともなう経管栄養の調節など、さまざまな項目を考慮する必要があります。これらの問題を協議する場が、「栄養ケアマネジメント会議」です。今回の施設では、この会議は施設長により月1回開催され、施設長のほか、施設協力医、嚥下スーパーバイザー、歯科衛生士、看護師、理学療法士、管理栄養士、居担リーダー（介護福祉士）らが集まります。その席上では、施設内の全入所者の栄養・体重管理表（図8-1）が栄養管理の指標として配られ、個々の体重変化や栄養状態に問題がないかを検討し合い、上記のような経口維持の状況についても報告されます。このようにして、スタッフによる情報交換や協力関係を日々構築しながら、患者さんの経口摂取の維持に努めてきました。

その後、栄養・体重管理表は、「体重管理表」と「BMI推移表」の2種類に分けられました。これは、本来肥満を判断するための体格指数であるBMIの変化を、体重が少しずつ減少してきた方にあてはめて、痩せのグラフとして視覚化することで生命状態の変化を推定する資料としています。今回の施設では、入所者のBMIグラフの変化から、終末期を見据えた介護や栄養管理ができることも視野に入れているそうです。

図8-1　栄養・体重管理表

利用者名	食事形態			身長(cm)	体重(kg)	年齢(才)	H24.4.1	BMI	H24.4.15	BMI	H24.5.6	BMI
	パン	粥	ミジン	162.5	59.1	76	45.1	17.1		0.0	44.7	16.9
	パン	飯	一般	165.5	60.3	71	45.3	16.5	44.6	16.3	46.5	17.0
	パン	飯	きざみ	165.2	60.0	81	55.2	20.2		0.0	56.4	20.7
	パン		一般	149.3	49.4	86						
	パン	粥	きざみ	158.7	55.4	81	49.7	19.7		0.0	48.7	19.3
	パン	飯	一般	148.8	48.7	96	40.1	18.1		0.0	40.8	18.4
	パン	粥	きざみ	143.3	45.2	100	34.9	17.0	34.1	16.6	34.1	16.6
	パン粥	粥	ゼリー	152.4	61.1	93	38.7	16.7		0.0	39.5	17.0
	パン	粥	ミジン	153.5	51.8	89	43.6	18.5		0.0	43.6	18.5
	パン	粥	きざみ	152.9	51.4	77						
	パン	飯	一般	149.5	49.2	89	入居			0.0	48.1	21.5

体重・BMIは1ヵ月ごとに測定しており、BMIはリスクに応じて、18.5～30.0未満を低リスク（青）、17.0～18.5未満を中リスク（黄色）、17.0未満を高リスク（ピンク）としている。ただし、色分けは数値のみで判断せず、前後数ヵ月の状態もふまえて評価している。

> **活用ポイント 5** DHも栄養管理にかかわっていることを自覚しよう!

　患者さんが経口摂取か経管栄養かにかかわらず、その人の全身状態や栄養状態をしっかりと理解していないと日々のケアはできないはずです。口腔内を観察することで、脱水に気付くことも多いはずですよね。また、リハビリ栄養の考え方からも、口腔機能を維持するための間接訓練実施において、栄養状態を把握しておくことは重要です。

本事例からの学びどころ

担当歯科衛生士（小田DH）から

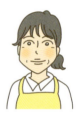

栄養管理に携われる歯科衛生士さんが増えていくことを願ってやみません。

「最期まで口から食べたい」という要望はますます増えている!

　介護保険が始まった当初、施設や在宅での歯科衛生士は「歯磨きおばさん」だと思われていました。私が長くかかわってきた現場でも、そのような評価しかされなかった日々が続きました。また、患者さんの基礎疾患も「認知症」や「脳血管障害」が圧倒的に多かったと記憶しております。医療管理上の問題から、「胃ろう造設」をされた患者さんを受け入れる施設は当時ほとんどありませんでした。

　ところが、ここ数年で急速に高齢化が進み、現在では、認知症だけでなくパーキンソン病などの「神経難病」の患者さんも増え、胃ろうや経鼻チューブで栄養管理をされている方を見かけることはあたりまえになったと思います。このような患者さんの変化にともない、介護を受けられるご本人や家族側からの介護に対する要求も多様化してきているのが現状です。その中でも、**特に「最期まで口から食べたい」というご要望が多くなった**と思います。

成果が現れることで、DHを含めた歯科への評価も高まっていく!

　今回の施設でも、初めて介入させていただいた頃は、介護福祉士の方たちに適切な清掃用具を選択してあげて、簡便で効果的な歯磨きの方法を指導することに明け暮れていました。しかし、先方も毎日の介護に疲弊しているため、なかなか口腔ケアに興味を示してくれない日々が続きました。それでも、粘り強く口腔ケアの意義を伝えていくうちに、口腔内がきれいになっていき、表情筋の力が上がることで笑顔を見せてくれ、介護に協力的になる患者さんが増えると、ようやく口腔ケアに積極的にかかわって

くれる介護福祉士が1人、2人と出てきました。
また、看護師の方からも「熱を出される方が減ってきた」と言われ、私たちの評価もきちんとしてくださるようになりました。最終的に、この施設では歯科衛生士の行う「口腔管理」で1年間の施設内での肺炎やインフルエンザの発症をゼロにしたということで、評価をしていただきました。そして同時に、歯科医師との協働によって、看取りまでの口腔管理や、経口摂取の維持を期待されるところまで評価されるようになりました。

多職種連携では、他の職種の特性や考え方を理解することが必要!

しかし、多職種の連携には職種の垣根が必ずあります。読者の皆さまの中にも、施設介入で苦労されている方が多いと思いますが、その要因の1つは「職種の垣根」ではないかと思います。それぞれの職種の特性や考え方をよく理解し、独りよがりな連携にならないように取り組まれることを願います。

その点、以前の現場で早くから嚥下障害の患者さんにかかわっていた私にとって、今回の施設に嚥下スーパーバイザーの小野がいたことは非常に心強かったです。そのため、「ここなら、施設内でも嚥下障害の取り組みができるのでは」と思いました。実際、施設長や施設協力医の先生、看護師長の理解のもとで、今回の取り組みが実を結んだことは本当にうれしかったです。

栄養管理にも歯科衛生士のかかわりが求められている!

あらためて申し上げるまでもなく、歯科衛生士の仕事はもっぱら「口腔管理」であることは自明です。今回の一連の取り組みも、「口腔」という器官の保清や機能維持から始まりました。それが、患者さんの臥床状態の観察からQOLの改善を提案したことが引き金となり、全身の体調管理や栄養管理のアドバイスをさせていただけるようになりました。このことは、栄養管理も歯科衛生士の職務の1つとして今後期待されていくことを示していると思われます。

担当歯科医師(小野DR)から

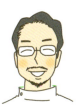

平成27年度の診療報酬改訂によって施設での食支援が加算されるようになりました。今がチャンスなのです!

社会システムも歯科を後押しする形にどんどん変わっている!

平成27年度の介護保険改正では、初めて介護報酬の抜本的な改訂が行われました。とりわけ、施設での介護報酬の引き下げは直接施設運営にかかわる重大な問題となります。

そんな中で、新たに介護保険施設で算定される「口腔衛生管理加算」「経口維持加算」「経口移行加算」などの施設加算の算定要件が緩和されました。このことから、歯科医師や歯科衛生士に対する算定のため

の要請が今後増えると予想されます。そのため、今回ご紹介したような、施設スタッフとの協働(チームアプローチ)に歯科衛生士の手腕が試される時が招来したと感じます。

実際、P.138で紹介した「栄養ケアマネジメント会議」は、2015(平成27)年の4月より新たな陣容で「栄養ケア会議」(図8-2)となり、歯科衛生士が2名参加させていただくようになりましたが、これは、この介護保険改正で「口腔衛生管理体制加算」や「口腔衛生管理加算」[*15]といった施設加算が取り入れられるようになったからです。

また、算定要件が緩和された「経口移行加算」と「経口維持加算」の2つの施設加算は、「どの入所者様に対してもできるだけ長く自分のお口から食べてもらえるようにしよう」というスタッフの思いにも応えるもので、同年7月から積極的に算定するように努めています。これらの実施にあたっては、「経口移行・経口維持計画」や「口腔機能維持管理に関する実施記録」といった書類の整備が必要となりますが、この毎月の書類作成にも歯科衛生士が取り組んでくれています。さらに、平成28年4月から保険収載された「栄養サポートチーム連携加算2」に対応したミールラウンドにも取り組んでいます。

今後、厚生労働省が「2025年問題」を見据えて取り組みを推し進める「地域包括ケアシステム」のシステム作りにおいても、「口」という器官が導き出すQOLの「総合管理者」として、歯科医師と歯科衛生士の役割は重要となっていくでしょう。

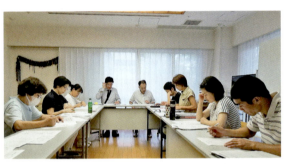

図8-2 栄養ケア会議

毎月第2水曜日の2時に開催。参加メンバーは、施設協力医(内科医)、嚥下スーパーバイザー(歯科医)、苑長、部長、フロアリーダー3名、看護師、施設介護支援専門員、PT(理学療法士)、管理栄養士、歯科衛生士2名。

他職種との良好な協働関係を築けるチャンスを最大限に活かす

誤嚥性肺炎の発症がなく、最期までお口から食べられるお手伝いができるように、と日々取り組むなかで、施設や在宅にかかわらず、ケアマネや訪問看護師、介護士の方への配慮を欠かさないように努めています。また、サービス担当者会議や退院時カンファレンスへの参加も、欠かさないようにしています。

施設の入所者の入れ替わりは少なくありませんが、介入している施設では、フロアやユニットごとに統括やリーダーを決め、医師や歯科医師、看護師等からの情報の通達・管理の一元的な管理を行うよう指導されています。栄養ケア会議後にも、日々のミールラウンドで気づいたむせ込みや懸念事項を検討するために、フロアリーダー等が中心となって主催してくれる「口腔機能委員会」が引き続いて開かれます。これは、栄養ケア会議で理解し難かった内容などを、現場で直接介護や支援をする介護従事者のスタッフにもわかりやすい言葉で共有・伝達できるようにしようとするくふうです。ここでは、われわれでも気付かないような質問を受けて、返答に四苦八苦する時もあります。

多職種連携において、「シームレスな連携」とは単に「縫い目がない連携」と言う意味ではなく、それぞれの職種による縫い目がほつれることがないよう、各々の縫い目にしっかりと心を込めて針を入れていくことだと思います。読者の皆さんには、「いつまでも自分の口から食べたい!」「いつまでもきれいな口でいたい!」と願う患者さんらの思いに応え、他職種との良好な協働関係が築ける「智」と「技」と「和の心」を兼ね備えた歯科医療者を目指していただきたいと切に願います。

Clinic 9　角町歯科医院（長崎県・長崎市）

歯科ではあたりまえに行われていることが、実は非常に大きな意味をもつ！

角町正勝　／　一瀬隆子
Masakatsu Tsunomachi　Takako Ichinose

医院データ

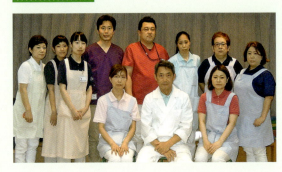

角町歯科医院

下段右から2人目が角町。右端が一瀬。

スタッフの人数	●歯科医師3名（院長、常勤2名）、歯科衛生士5名（常勤）、受付事務1名
訪問診療にかかわるスタッフの人数	●歯科医師3名、歯科衛生士5名（歯科衛生士の単独訪問に際し、受付事務が送迎することもある）
医院で訪問診療を始めてからの年数	●26年
訪問診療に出向く頻度	●休診日（木・日）と土曜日を除く、午前・午後（外来と訪問患者の割合はほぼ1：1） ●担当ごとに、午前10時ころから訪問し、12時30分～1時ころには順次戻る
診療信念	●口の総合医として最後まで寄り添い、口から食べる生活の支援をする
訪問診療を始める経緯・きっかけ	●長崎県の「寝たきりゼロ戦略検討会」の席で、座長（医師）より、「健康な人しか見ないという歯科の臨床は医療ではない。また、そんな診療しかしない歯科医師は医師ではない！」と言われたこと。 ●訪問看護師の在宅訪問を見学した折に、座敷の布団に横たわり、流涎し、強い口臭を発しておられた要介護後高齢者に手をかけて、「先生！ この患者さんに歯科のかかわりは不要ですか」と看護師に問われ、言葉に詰まりまともに答えられなかった反省から。
地域性	●九州地区では1、2位を争うレベルで出生率の減少や人口減少が進んでいる地域。 ●当院でも、以前の小児患者さんがお母さんとして、またお母さんだった方がご高齢の患者さんとして来院され、さらに訪問などを依頼されるという傾向が出てきている（高齢化率26％）。

1996年頃、長崎県の「寝たきりゼロ戦略検討会」という会で座長を務めていた医師より、「歯科には障害学はないのですか」という問いかけをされました。それまで、診療室で健常者を中心に診ていた私にとっては、大変ショッキングな出来事でした。

　その後、その医師の勧めで、在宅の寝たきりの高齢者を訪問看護師とともに拝見することになりました。そこで、訪問看護師から「この患者さんの状態に、歯科の先生方は何もかかわる必要がないのでしょうか」と投げかけられ、非常に衝撃を受けました。この言葉が、それまで20年ほど矯正歯科や小児歯科を中心に行ってきた筆者（角町）の歯科臨床を大きく変えていくことになったのです。すなわち、歯科医療者である以上、健常者だけでなく、障害を有する対象者の口腔の健康づくりに責任を持つことが大切であると気付かされたのです。これを機に、シームレス診療で、健常者、障害者を問わず「口の形態の修復から、機能の障害への対応」をしっかりできる歯科医療者へと進化しなければと思いました。

　今回は、その思いを胸にかかわってきた2人の患者さんについてご紹介します。歯科で何気なく行われている治療やケアが、実はその人のQOL向上に非常に大きく影響することを感じていただけたら幸いです。

本ケースの登場人物

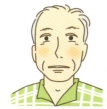

綿引 滋さん（仮名）
Case1の患者さん。初診時62歳男性（2010年5月）。嚥下機能の低下による口腔環境の悪化と、極度の緊張による開口制限で、口腔ケアが実施しにくい状態だった。

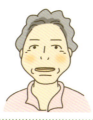

外山さん（仮名）
Case2の患者さん。初診時80歳女性（2013年6月）。胃ガンの闘病でターミナルの状態だった。口腔環境の悪化を防ぐために、義歯を製作し、口腔ケアを継続していった。

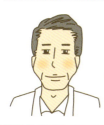

角町（筆者・歯科医師）
角町歯科医院の院長。もともとは矯正歯科、小児歯科が専門だったが、約20年前から地域での訪問診療に携わっている。

一瀬（筆者・歯科衛生士）
角町歯科医院の主任歯科衛生士。角町の訪問診療に欠かせないパートナー。

マンガでCHECK!

CASE 1 口が開くようになったことで、口腔ケアがしやすくなった!

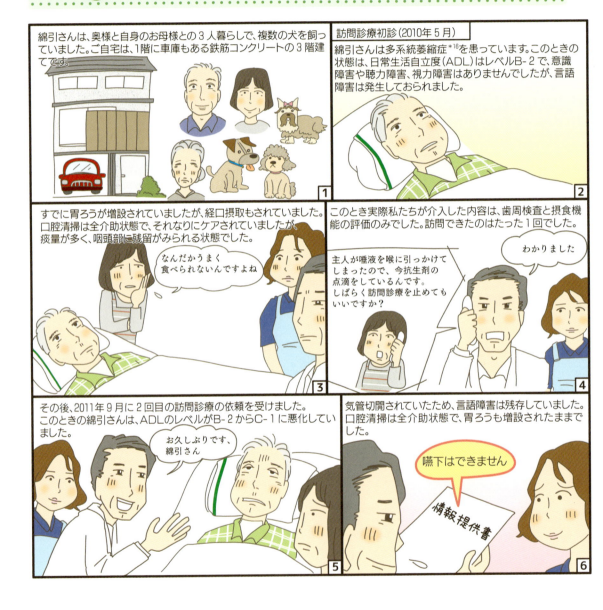

活用ポイント 1　歯科とのかかわりは治療だけではないと認識してもらう

　患者さんには、う蝕や歯周病などの処置も当然行いますが、口で食べるという口の機能の障害を改善したり、その障害によって発生する誤嚥の予防にかかわる支援を行うといった具合に、私たち歯科がかかわる目的を明確にしたうえで、「生涯支えていきます」ということをお話ししています。こうしたことを繰り返しお伝えすることで、患者さん・ご家族にとって、歯科とのかかわりは治療だけにとどまらないことを認識していただきます。同時に、私たち歯科関係者は、「口から食べる」という生活にかかわる医療を展開しているという自覚と認識を持つことが大切です。

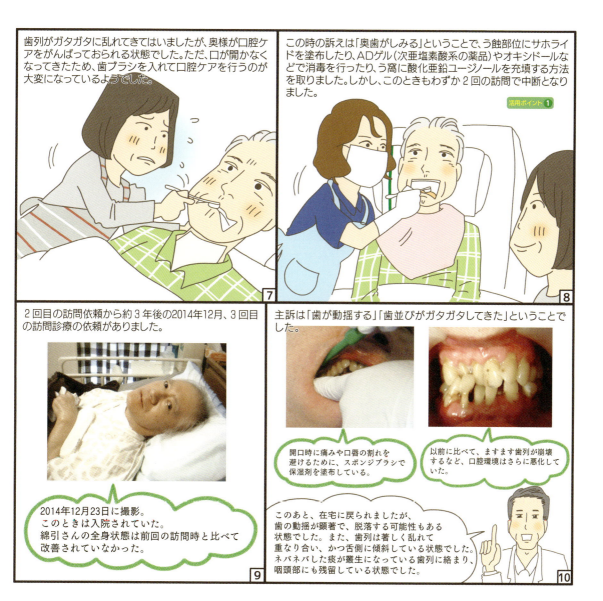

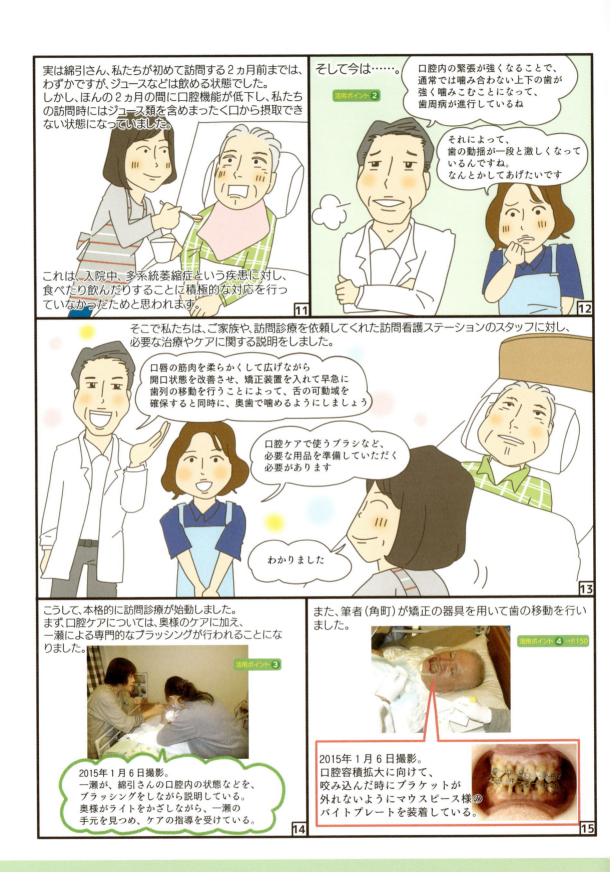

活用ポイント 2　最優先で解決すべき問題が何かを見極めよう!

　綿引さんの場合、この時点で最優先に解決すべき問題は、緊張などによって著しく開口制限がある状態と、歯周病の進行や不十分なブラッシングによる激しい歯の動揺、そしてその状態をさらに悪化させるような著しい歯列の乱れでした。

　これらの問題をふまえて、まずは口腔ケアをやりやすくするために、歯ブラシもまともに入らないほどに崩れた歯列の乱れを改善するしかないと考えました。大変ではありますが、この対応ができれば、口腔環境をしっかりと改善でき、ブラッシングなども十分行いやすい状態がつくれると同時に、強い咬み込みによって歯列の崩壊を含む歯の動揺が誘発されることを防げると判断しました。

　患者さんに寄り添い支える介護現場に歯科がかかわる時には、訪問時の問題状況を明らかにしたうえで、介入目的を必ず明確にしておきます。それにより、必要な介入を順序だてて適切に行うことができ、患者さんのケアの質の向上が図られると思っています。

活用ポイント 3　歯科衛生士の専門性を生かしたケアを実施しよう!

　今回の綿引さんにおける「専門的ブラッシング」とは、開口制限があり、時間をかけて開口状態を誘導しても、1横指程度しか開口できない状態、著しく下顎の前歯が舌側に倒れ込んでいることに加えて上下顎とも叢生状態、動揺が激しく、歯が脱落するかもしれないという状態、気道切開部が開口した穴にガーゼがあてがわれている状態など、極めて厳しい条件の中で行われた歯科衛生士による口腔の清掃を指します。

　具体的には、口唇にバイオティーンオーラルバランスジェル（グラクソ・スミスクライン）を塗り、少し強く引いても無理のかからない状態を作りました。また、リッパー（口唇を拡げる口角鉤）を口唇にかけて開口した状態をブラッシングしながら自在にコントロールできる環境を確保したうえで、綿球や歯間ブラシ、くるリーナブラシ（オーラルケア）、電動歯ブラシ(図9-1)などを用いて、時間をかけてていねいに口腔清掃を行いました。綿球に水をふくませると同時に、乾燥した綿球で流れる水をぬぐうなど、きめ細かな配慮もあるのが専門職ならではだと考えます。

　ブラッシングに関しては、奥様も医療スタッフも関心が強く、覗き込むようにしながら一瀬の手の動きなどを必死で見ておられました。ケアの状態を見せながら、終わった後でケアでの行為の意味やコツなどを説明するようにすると、ご家族はもちろん、ケアにかかわる他の職種も、口腔ケアの意味や意義に加えて、歯科スタッフとの連携に理解を示してくれるでしょう。

図9-1　歯科衛生士が使用するケア道具

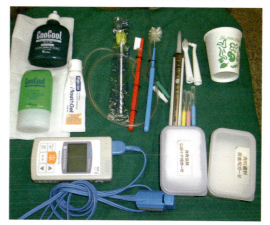

訪問時に口腔ケアを行うために、歯科衛生士自身が訪問バッグに組み込んでいるケアセット。

途中、綿引さんの噛みしめが強いために、ブラケットが脱落してしまうこともありましたが、その都度対処していきました。

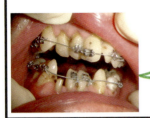

2015年1月7日撮影。2⏌に付けたブラケットが脱落している。

2015年3月24日撮影。ブラケットの脱落防止のために、口腔内にスプリントを作成して装着。さらにそのスプリントにフロスをつなげ、もう一方を安全ピンで衣類にとめて固定している。

16

こうして、ブラケットを装着し続けていくうちに、歯列が改善されていきました。その結果、ブラッシングもやりやすくなったため、綿引さん・奥様の口腔清掃時の負担が軽減されました。

活用ポイント **5**

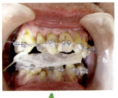
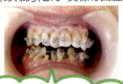
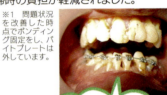

2015年5月13日撮影。

2015年5月26日撮影。口の運動をコントロールできないせいで、不意に咬みこんでブラケットが脱落するのを避けるため、スプリントを製作し、口腔内でスプリントを止める位置の確認をしているところ。

※1 問題状況を改善した時点でボンディング固定をし、バイトプレートは外しています。

2015年9月9日撮影。上顎の歯列不正が改善し、咬合時に自然な被蓋を確保できるようになった。

17

現在も、ブラケットを入れた状態で口腔環境の悪化を防止しながら、口腔機能の低下をできるかぎり抑えています

綿引さんや奥様に寄り添いながら、口腔ケアを継続しています。綿引さんに残された命を、ご本人はもちろん、奥様のためにも限りなく輝かせてあげたいと願っています

18

活用ポイント **4** 矯正治療の手技は歯科医師の腕のみせどころ!

　今回の場合、開口制限による口腔環境の悪化を少しでも抑えるために、そして何より、ブラッシングを著しく困難にしている歯列の乱れを直すために、歯列矯正の手技を用いて、歯面に矯正用のブラケットを装着しました。具体的には、可能な範囲で印象採得を行い、マウスピース様の装具を製作して歯列の乱れを改善し、倒れ込んだ歯を起こし、口腔容積を拡大するための処置を行いました。著しい開口制限の中での処置であったため、慎重に、しかし確実に口腔内で歯を移動するための準備をしたのです。

　綿引さんのように、廃用傾向が進行するような対象者には、歯の傾斜を避けるために、このように下顎のマウスピースを装着することが有効です。

活用ポイント 5 ご本人やご家族、他職種からの信頼を得よう!

「スプリントを入れることで、ブラケットの脱落を止める」「下顎前歯の舌側傾斜を抑制する」など、確実に達成可能な短期目標を伝えることで、処置の効果を示していきます。このように、口の専門家である歯科スタッフの参入によって、訪問のたびに劇的に改善されていく綿引さんの口腔内を見て、奥様は歯科が行うケア・治療に納得・満足・感動されておられました。その奥様の反応・声を聞きながら、綿引さん自身も安堵の表情を浮かべておられたようです。

他職種は当初、なぜ重度の障害を有する対象者に対し、歯牙移動など、特に生活とは関係のない処置を行っていくのか疑問をもっていたようでした。しかし、歯列の改善とともに口腔清掃が容易になっていくことと、綿引さんの表情に変化がみられ、奥様が大変喜ばれていったことで、納得されていたようです。

このように、ご本人やご家族、他職種からの信頼が得られると、その後のかかわりもスムーズになります。われわれが歯の移動を行って劇的に対象者の口腔環境が改善できたことだけでなく、行う処置行為について、ご家族が気にされている状況を察知し、「なぜ行うのか」「結果はどうなっていくのか」をお伝えし、理解をいただくなかで処置を進められたことが、信頼を得る重要な鍵になったと思います。

CASE 2 義歯作製や口腔ケアで緩和ケアに貢献できた!

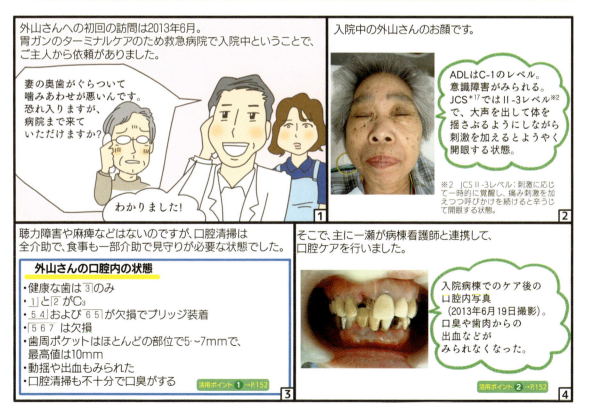

活用ポイント 1　病状を理解し、できる限りサポートする姿勢を示す!

　外山さんの場合、がん治療にともない認知機能が低下し、介助なしでは生活ができない状態が継続する中で、口腔環境の改善が進まないまま歯周病が進行しているのが問題でした。このようなターミナル期に入っていく患者さんでは、限りなく対象者の生活実態に即してサポートしたいもの。しかし、ルールに縛られながらの患者対応は、やはりストレスがたまります。このケースでは何としても、口腔環境の破壊をくい止めることが最大の目標でした。

　そこで、がんの進行具合をご主人と共有したうえで、「限られた時間の中で、最期まで口から食事をとる生活を送っていただくことが奥様にとってもっとも幸せではないか」「歯科としては、入れ歯の装着や歯周治療を通して奥様の体調管理にご協力したい」という説明を行い、最後までしっかり寄り添っていくことをご主人へお伝えしました。こうして、ご主人や関係者の協力を取り付けられたため、許される範囲で訪問診療を展開していくことで何とか目標を達成できるのではないかと思いました。

　ただし、口腔へのかかわりについては、同じ職種であっても現場によって大きな差があったのも事実です。歯科としては、ターミナルの患者さんへは、気道感染予防についてできるだけていねいに説明し、関係職種に連携を求めていくことが重要だと思います。

活用ポイント 2　DHがかかわることで、他職種の口腔ケアもレベルアップ!

　口腔ケアの際は、一瀬が「外山さん、お口のお手入れをしますね」「歯ぐきが腫れているから、ちょっと痛いかも入れません」などとつねに声かけをしていました。通常の歯ブラシや歯間ブラシ、吸引しながらブラッシングができるデントエラック給吸ブラシ910(ライオン歯科材)などの清掃器具を用いて、ていねいに口腔清掃を行っていきました。病院では、看護師が毎日24時間ケアを行う環境が整っており、私たちも長年連携をしていたので、看護師など病院スタッフもそれなりに口腔ケアがうまくできているのですが、一瀬のかかわりによって、病院スタッフによる口腔ケアが一段とレベルアップされたように思います。そのため、その後入院中の外山さんの口腔は特に気になる状態ではなかったようですし、口腔からの気道感染などによる発熱もありませんでした。

　訪問の現場でも、歯科衛生士の介入はとても有効だと関係職種の評価が高いようです。自信をもって自分たちの口腔ケアを実施し、患者さんや家族の安心安全を守っていただきたいと思います。

5　退院後の2013年9月20日、私たちは再び訪問しました。外山さんのご自宅は、長崎独特の地形で、車の入らない横道の奥に位置し、訪問の際は、車を路上にとめ、ご自宅まで荷物を抱えて行かなければいけませんでした。

6　このときの主訴は「入れ歯をつくりたい」ということでした。在宅に戻られたことで、外山さんの全身状態は入院時に比べて大きく変化し、いつも笑顔がみられる状態でした。

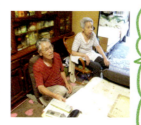

> このときの外山さんの病状は、横行結腸腫瘍で膀胱頂部まで腫瘍が浸潤している状態。ほぼ寝たきりの状態だったが、ADLはB-1まで回復し、室内ではご主人の介助で生活動作が作れる状態だった。ただし、日常生活における刺激がほとんどない状態だったので、認知症状が出てきており、認知症高齢者の日常生活自立度判定基準ではレベルⅣだった。

7　しかし、在宅に戻られてから訪問依頼をいただくまでに時間が空いたせいか、口腔内の状態は悪化していました。

活用ポイント 3

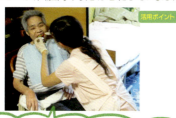

> このときの外山さんの口腔内は、乾燥に加えて、著しい口臭、歯肉の腫脹がみられ、歯ブラシを入れると出血し、体をのけぞって痛みを訴えていた。嚥下はできるようになっていたものの、少し柔らかいものを食べるという程度だった。

8　一瀬が口腔ケアを行う際は、ご主人にも協力を求め、脇から奥様へ声かけをしていただくなど、皆で支えるという環境づくりもしていきました。

活用ポイント 4 →P.154

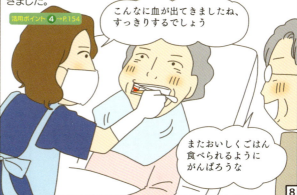

「こんなに血が出てきましたね、すっきりするでしょう」

「またおいしくごはん食べられるようにがんばろうな」

活用ポイント 3　痛みがみられる場合は、よりデリケートなケアを!

　この時の外山さんは、歯周状況が悪く、口腔ケアを痛がる状況でした。強い痛みが生じるようなケアを続けていては、拒否される可能性があります。そこで、小さめの歯間ブラシを歯肉に軽く触れる程度で歯間部をていねいに清掃したり、コンクールF(ウエルテック)など薬液を利用したり、場合によっては表面麻酔を利用し痛みをおさえることで、スムーズに実施できるようにしました。また、訪問頻度を増やすことで、炎症を抑える努力をしました。高齢の患者さんでは、痛みに過敏に反応される方が多くおられるだけに、歯肉の炎症が強い患者さんに対する表面麻酔を行ってのケアは、専門家として評価されると思われます。

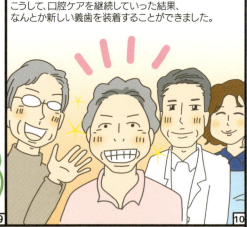
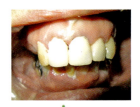
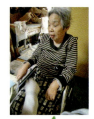
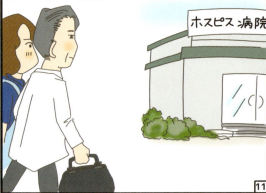
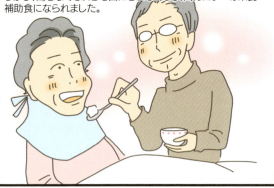

活用ポイント ❹ ご家族を巻き込んで患者さんをサポートしよう！

　歯科衛生士による週1回の訪問口腔ケアを徹底して行いましたが、その際はご家族の協力も不可欠です。今回も一瀬が口腔ケアを行うかたわら、「口の汚染を放置していると、体（病気そのもの）にも影響が出てきますよ」「おいしく食事が食べたいでしょう」「お家に戻ってきたので、元どおりの生活を送りましょうね」といった具合に、入院中とはまた違った言葉がけで励ましを続けていました。もちろん、ご主人にも理解を求め、一緒に声かけをしていただきました。こうしたご主人の支えや外山さんのがんばりもあったおかげで、口腔環境が改善していったように思います。

　訪問の現場での家族の協力は必須です。その意味で、「天使の手を持つ歯科スタッフ」として家族とのコミュニケーションを図ることができれば、歯科衛生士は誰よりも患者さんの口腔のサポートができる職種だと言えるでしょう。

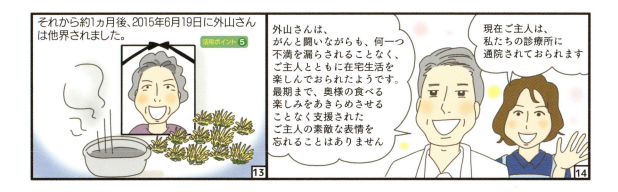

活用ポイント 5 患者さんの生活環境が変わっても、かかわりを切らさない！

　ご紹介してきたとおり、外山さんは救急病院→在宅→ホスピスと、その都度生活の場が変わっていました。私たちもそれぞれの場所に訪問診療をさせていただきましたが、その要請はご主人が病棟婦長やケアマネージャーなどにお願いして行っていたようです。

　このように、患者さんの生活環境が変わってもかかわり続けていくには、ご家族や他職種からの信頼が欠かせません。これがないと、途中でかかわりが途絶えてしまうこともあるからです。

　繰り返し述べてきましたが、歯科衛生士は患者さんやご家族、また関係スタッフと歯科医師をつなぐキーマンです。明るく、爽やかに、自信をもって活躍してほしいと思います。

本事例からの学びどころ

担当歯科衛生士（一瀬DH）から

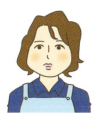

口腔ケアは、QOLの向上や生きがいに満ちた生活の実現にもつながります。

連携して情報を得ることがリスク管理になる

　私たち歯科衛生士が訪問口腔ケアを行う場合、専門的な歯面清掃や歯周治療という行為そのものには、診療室との違いはありません。しかし、患者さんの身体状況や生活状況がわからない状態で訪問した場合、思わぬ現場の状況に戸惑うことが多くなると思います。そのため、訪問に際して、関係者より情報提供をうけることが、不安を失くし、安全に対応する意味で大切だと思います。

担当歯科医師(角町DR)から

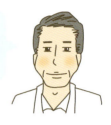

口の機能を守り、最期まで
人らしい生活を支えましょう。

生活の中心をなす機能の専門家として

　要介護高齢者の訪問においてもっとも大切なことは、患者さんの口の環境を適切に整えられるかということです。短時間で、それがしっかり行える歯科衛生士は、やはり口腔ケアのプロです。

　口は「話す」「食べる」という生活の中心をなす機能を担っています。ご高齢で、寝たきり状態の対象者の多くは、ベッド上で薬や栄養を経管や経口で飲みながらただ命をつなぐ日々になっています。しかし、歯科がかかわることによって、口で好きなものを味わい、食べるという生活が作れることがあり

ます。ご家族はこれをたいへん喜ばれます。口のケアやリハビリを通して、対象者の表情の変化が明らかにわかるような支援をすることで、歯科の介入に理解が深まります。

　また、家族が信頼し安心して話ができる口腔の専門家も歯科衛生士です。さらに他職種も、歯科衛生士に意見を求めたり連携の調整をお願いしてきたりすることが多いようです。自信をもって、患者さんの現場に足を運んでくれる歯科衛生士が増えていくことを期待しています。

寝たきりの歯周病の患者さんでも、矯正治療?

　外山さんのケースでは、歯列が乱れているため、咬むたびに歯の動揺が激しくなっている状態でした。咬合性外傷の改善が歯周治療より優位と判断し、また、家族や介護者などが口腔ケアや管理を行いやすくするための効果的な環境づくりとして歯牙移動を選択しました。単純な咬合誘導的な対応で、6回程度の処置で改善しています。

　もちろん、誰にでも行う処置ではありません。費用に関しても、矯正治療ではないので多額ではないとはいえ、当然自費治療です。口腔ケア時の治療計画を立てて対応を進めましたが、最初に、ご家族が希望する処置は、訪問診療では限界がある旨をお話ししました。ご家族の申し出やご本人の口腔環境や

機能の向上が図れるのであれば、積極的に情報提供をしてあげることは必要だと思います。

　治療の選択にあたっては、ご家族への負担を考慮する必要があります。外山さんの場合、ブラケット装着中のケアについては、ご家族に特別な理解を求めずとも、週1回、歯科衛生士が専門的ケアを行うことで十分対応できました。また、患者さんにかかる体力的な負担もつねに考えなければなりません。今回は、矯正治療ではなく、咬合性外傷部とケア環境改善を目的とした歯牙移動で、ブラケットのセット時は20～30分はかからなかったと思います。1回の処置ですべてを完了するのではなく、ワイヤーセットまでは2回の処置で行うようにしました。

要介護高齢者の診療では、誤飲への配慮は診療所以上に必須

　外山さんのケースでは抜歯を行いましたが、過去に筆者は、訪問診療に際して、抜去歯を誤飲させて

しまったことがあります。幸いにも訪問先が救急病院でしたので、すぐさま内視鏡検査を行い、取り除

いていただいて事なきを得ました。原因は、主訴の歯の状況が、歯周病が進行しており動揺が激しかったため、すぐに抜歯が終わると安易に考えて抜歯を行ったことにあります。

本来ならばベッドをギャッジアップし、ケースによっては口腔内にガーゼなどを置いて咽頭部への落ち込みを避けるのですが、患者さんの身体状況への配慮から、それをやらずに、不十分な体制の中抜歯に踏み切ってしまいました。患者さんの受診態勢がベットに臥床した状態だったため、口腔内に落とした抜去歯を吸引する前に、患者が飲み込み気管口の入り口に引っ掛けるというアクシデントを起こしてしまったのです。

要介護高齢者の診療では、誤飲防止策は必須です。具体的には、以下の2点を行うようにしています。
① 抜歯などの歯科治療に際して、ポジショニングの安全性を確認
② 最悪のことを考え口腔内にガーゼなどを張る

> 綿引さんのその後

直接訓練に移行し、病院生活の潤いに

2015年9月以降、下顎のブラケットも外れ、隣接部をボンディングし固定を行いました。それまで口のリハビリテーションは間接訓練を中心に行っていたのですが、口の環境が一変し、明らかに口腔環境が改善されてきたので、奥様に「もっと積極的に口を動かすことをやってみましょう」と、直接訓練の実施を申し出ました。

その後、奥様の介護力の限界などが出てきたため、綿引さんは入院されましたが、口の環境が大きく改善され、綿引さんの表情の変化をしっかりつかまれた奥様は、「治療によって口は治る」というお気持ちを持たれ、直接訓練に切り替える件に関して主治医の同意を得てくださいました。

早速、綿引さんに少量のワインを飲ませたところ、何とも言えない表情がみられました。「暑くなってきたので、次はビールにしましょうかね……」と奥様と話をし、次の訪問診療時、綿引さんに「まずお口の手入れをします。そして、口の周囲のマッサージを行ってから、ビールを飲みますからね」と伝えました。経口からシリンジで5〜10ccのビールを3回ほど飲んでもらうと、「ごっくん」と喉を鳴らしてビールを飲まれました。そばにいる奥様が思わず「滋、いいね。久しぶりだね……」と声をかけ、うれしそうに微笑まれました。口刺激で明らかに活性化してくるご主人を目詰められる奥様の姿にお二人の今のご夫婦の生活が見えました**(図9-2)**。

奥様は、われわれの訪問に合わせ綿引さんの好物を持参くださるようになり、ワイン、ビール、カルピスジュース、ジャガイモのカレー炒め、生ハム、チーズ、桃など、多様な味刺激を繰り返しながら、現在も、病院での生活に潤いとご夫妻の新たな会話が生まれることを願いながらお口のリハとケアを行っています。

図9-2 病室でビールを飲まれる綿引さんと奥様

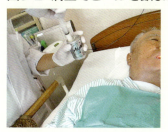
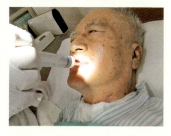
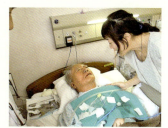

うちの医院のこだわり・アイデア集

嚥下評価時・訓練時に五感を刺激する

　初回の訪問時や嚥下機能の評価に際して、果汁や氷片、ゼリーなどを用いています。五感を刺激するという考えです。そのため、凍らした食材や温かいスープを作るお湯などを、ポットで常時持参しています(図9-3)。

図9-3　持参している嚥下訓練評価の食材

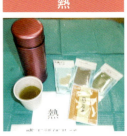

冷刺激用の果汁のシャーベットと果物

嗅覚刺激を行う市販のスープ類

こんなときはどうしていますか？

Q4 地域で他職種と交流できる勉強会に関する情報は、どこで入手できますか。

森田 薫
森田歯科医院
歯科医師

歯科医師会や歯科衛生士会に所属しているなら、まずはそこから勉強会に参加してみましょう。

地域の行政機関（役所や保健所）や病院、医師会・歯科医師会・歯科衛生士会・学会のホームページで研修会や勉強会の情報を見つけることができます。筆者の場合、主に、歯科医師会を通じて、地域の歯科医師会・医師会主導の勉強会によく参加しています。多職種連携の一番の目的は、地域の医療・介護関係者が協力して患者さんたちを見守っていくことにあると思います。そのためには、組織の一員として活動する必要があると考えます。

高橋 啓
たかはし歯科
歯科医師

行政にいる保健師さんを頼りにしてみるといいと思います。

今や、医療と介護の連携がどんどんクローズアップされているので、行政の方もいろいろなイベントを企画して連携を進めようとしているはずです。そこで、市役所や町役場の保健師に「多職種での連携に関する勉強会など何かありましたら参加したいので、連絡してください」などと声をかけてみてはいかがでしょうか。自分が行政の歯科健診に行った時に直接声をかけてもいいと思います。できれば、地域包括支援センターなど高齢者を担当している保健師だとなお良いでしょう。

光銭裕二
光銭歯科医院
歯科医師

自分たちで勉強会をつくるのも効果的です。

自分たちが連携する必要のある他職種に呼びかけて、勉強会をつくってみてはいかがでしょうか。そこに集まった多職種から、さらにいろいろな勉強会や研究会の開催情報が得られるはずです。
道南在宅ケア研究会と道南摂食嚥下研究会は筆者を含め、当院のスタッフ全員が所属している研究会ですが、それらの会の開催案内を他の団体にもご案内していますし、逆に他の団体からも開催案内が多く届きます。このようなかかわりを続けていくことで、多職種連携の輪も広がると思います。

Clinic 10　光銭歯科医院（北海道・函館市）

歯科がかかわることで、患者さんの生きる力・意欲につながる！

光銭裕二／羽立幸子／津谷友季子
Yuji Kosen　Sachiko Hadate　Yukiko Tsuya

医院データ

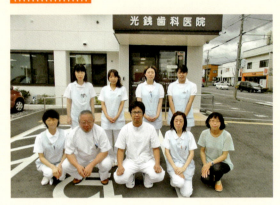

光銭歯科医院

前列左端より津谷、光銭。同右から2人目が羽立。

スタッフの人数	● 歯科医師2名、歯科衛生士4名、受付1名、言語聴覚士1名（パート）
訪問診療にかかわるスタッフの人数	● 7名（受付以外全員）
医院で訪問診療を始めてからの年数	● 32年
訪問診療に出向く頻度	● 木曜日の午後 ● 木曜日以外の診療日の昼および診療後に各1件（在宅） ● 言語聴覚士は2週間に1度
診療信念	● 動けない人のところへは、動ける私たちが伺って歯科医療サービスを提供する。特に今まで診療室に通院されていた患者さんが通えなくなった時、お家に伺って責任をもって診させてもらうのは、あたりまえのことである。
訪問診療を始める経緯・きっかけ	● 開業前から歯科往診に携わっていたため、往診を当然のことと捉えていた。
地域性	● 孫、子供、両親、祖父母と、世代を超えた歯科医療が求められる住宅地域。

筆者（光銭）は1979年に大学卒業後、歯周病を学ぶために他大学の研究室へ入局しました。その歯学部は医学部と連絡通路でつながれていて、入院病棟で動けない患者さんの口腔の痛みはもちろん、歯肉に症状の出る血液疾患の方の治療で往診依頼を受けることがありました。ですので、歯科医師として物心ついてすぐから、あたりまえのこととして歯科往診（当時）に携わっていました**（図10-1）**。

　そして1984年6月、生まれ育った函館で歯科医院を開業しました。当時、歯科往診の依頼は数ヵ月に1件あるかないかで、今とは比較にならないほど少ない数でした。それでも、研究室時代と同じように歯科往診を普通のことと捉え、しかしまだ何もわからないので工夫だけをして出かけていました。そんな開業してまもなくの頃、ある患者さんとの一生記憶に残る出会いがきっかけで、口から食べられることがいかにその人の全身に影響を与えるのか、さらにこれからの人生（余生）にまでもかかわる点で、口腔機能改善の効果には計りしれないものがあることを実際に教えられたのです。以来30年以上の間に、いろいろな患者さんと出会ってきました。

　開業当時、小学生や中学生だった患者さんがお母さんやお父さんになって子どもを連れてくる一方で、何らかの障害によって通院できなくなる方もいらっしゃいます。このように、今まで元気に通院されていた方が虚弱や寝たきりで通院できなくなったとき、いったい誰が歯科医療を提供するのでしょうか。それは、その時まで患者さんを診てきた私たちだと思います。これが、私の歯科訪問診療に対する基本的なスタンスです。

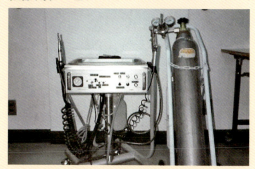

図10-1　30年前に使っていた往診用タービン

筆者（光銭）が医局に在籍していた頃に使っていたもの。当時はこのように、ボンベのガス圧でタービンを回すタイプだったため、かなりの大きさがあった。しかし、機能はタービンとスリーウェイシリンジだけだった。

本ケースの登場人物

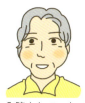

小西さん（仮名）
Case1の1人目の患者さん。函館おしま病院のホスピス病棟に入院されていた。容体が悪化しているにもかかわらず、大好物の豆大福を食べて、周囲を驚かせた。詳細はP.162も参照。

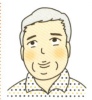

海田さん（仮名）
Case1の2人目の患者さん。小西さんと同じく、函館おしま病院のホスピス病棟に入院されていた。大好きなサックスをもう一度吹こうと懸命に治療を受けた。詳細はP.165も参照。

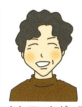

樋場さん（仮名）
Case2の患者さん。レビー小体病を患っている。当初は通院されていたが、その後在宅での療養を余儀なくされ、現在は介護療養型病棟で生活している。詳細はP.168も参照。

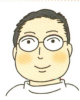

光銭（筆者・歯科医師）
光銭歯科医院院長。「動けないけれど、助けを必要としている患者さんのところへは、動ける自分たちが行くのはあたりまえ」という方針で、開業以来訪問診療を行っている。

羽立（筆者・歯科衛生士）
光銭歯科医院の主任歯科衛生士。卒後同院で勤務し始めて以来、20年以上光銭とともに訪問診療に出向いている。

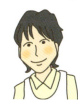

津谷（筆者・歯科衛生士）
光銭歯科医院の歯科衛生士。同院での訪問診療のキャリアは20年目を迎え、羽立と同様ベテランである。

マンガでCHECK!

CASE 1 歯科として、患者さんの最後の望みを叶えてあげられる!

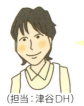
（担当：津谷DH）

私たちの訪問診療先には、ホスピス病棟も含まれます。そこには、残された時間を精いっぱい生活されている方々がいらっしゃいます。今回は、そんな患者さんたちの最後の望みを実現するお手伝いをしたエピソードをご紹介します。

［1人目］小西さん（仮名）

年齢・性別
● 1936年9月29日生まれ（初診時72歳）の女性。

家族構成
● 夫と息子。主に、息子が頻繁にようすを見に来ていた。

訪問診療に至るまでの経緯
● 2003年9月に胃がんを発症し、手術。2008年10月に肺がんと甲状腺がんの診断を受け、11月に甲状腺全摘術、引き続き12月に右中葉切除術を受けた。2009年1月からは化学療法が開始されたが、一時急性腎不全になり、危篤状態に陥った。その後回復したが、脳転移が判明したため、放射線療法を受けるも、さらなる化学療法は困難であると判断され、緩和ケアを目的に4月3日にホスピス入院となった。
● CT検査の結果、頭部に新たな脳病変は認められない。軽度の脳萎縮はあるが、年齢相応で進行性ではない。胸部には4～5cmの腫瘍があり、骨転移の可能性が高い。

ホスピス病棟での小西さんのようす
● 無治療で経過をみていたからか、苦痛はほとんど認められない。
● 本人は自分の病状を理解しており、入所した場所がホスピスであることも知っている。一時は生死をさまよったものの生還できたので、「もう十分（高望みしない）」という思いもあるようだ。

今後の見通し
● 全身に、特に肝臓にもがんが転移していることからも余命は3ヵ月ほどと考えられる。

服用薬
● チラージンS、デカドロン、ラニラピッド、ワーファリンなど。

口腔内状況
● 上顎：総義歯
● 下顎：残存歯は $\overline{32|13}$ 。他は部分床義歯。

食事
● 普通食。

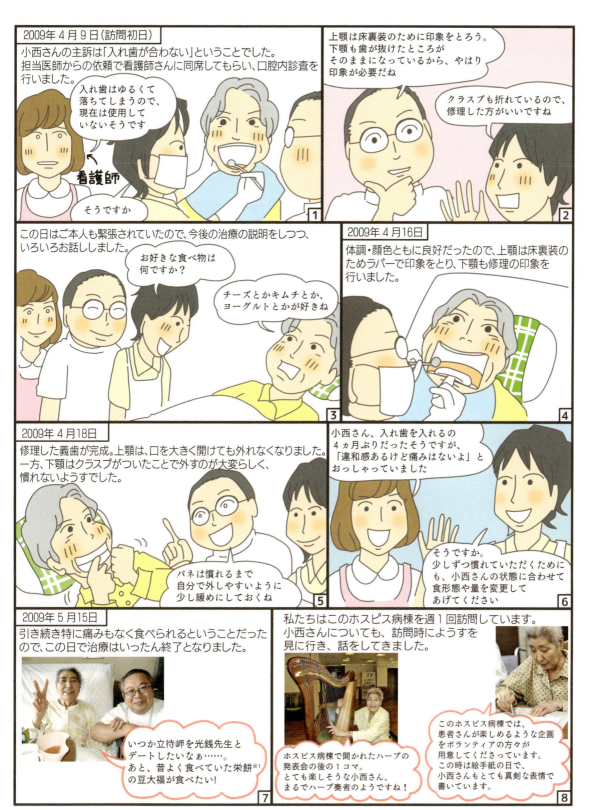

※1 函館の老舗和菓子店

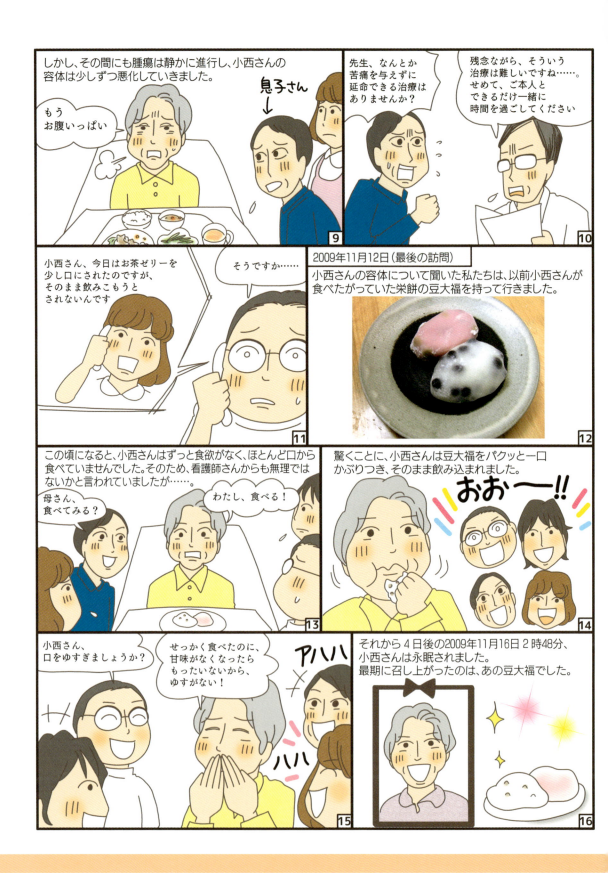

[2人目] 海田さん（仮名）

年齢・性別
- 1937年1月27日生まれ（初診時72歳）の男性。

家族構成
- 海田さんはもともと兵庫県在住。
- 兵庫県に身内はおらず、独居。
- 兄夫婦が函館市に在住している。兄とは異母兄弟（事情により音信不通）。
- その息子であり、海田さんにとっての甥が今回のキーパーソン。

訪問診療に至るまでの経緯
- 2007年に甲状腺がんと診断され、甲状腺全摘および頸部郭清術が行われた。2008年9月にリンパ節転移にて何度も再発、再手術が行われたが、手術適応がなかったため、翌年4月末まで放射線療法が行われた。
- ADLの低下がみられ、1人での在宅療法に不安を感じたため、唯一の肉親である甥が住む函館市に転居し、2009年6月にホスピスに入院となった。

ホスピス病棟での小西さんのようす
- 病状はすべて伝えられているため、理解している。
- 四肢に異常はないものの、軽度の貧血あり。
- 頸部は全体的に腫脹し硬くなっている。
- 室内において、トイレまでは独歩。病棟内は歩行器、院内移動は車イス使用。

口腔内状況
- 上顎：$\underline{7}$ のみ残存歯で、他は部分床義歯。
- 下顎：$6\overline{|}5$ 残存歯。
- 口腔内には舌苔が顕著にみられた。

趣味
- 若い頃会社のバンドでサックスを担当していた。
- パチンコが好きで、甥とよく出かけていた。

※訪問の日もパチンコをしに外出していて、「今、球が出てるから、歯医者さんにもう少し待っとってもらって」と伝言を受けたと、看護師さんから言われたこともあった。

食事
- 全粥ときざみ食。

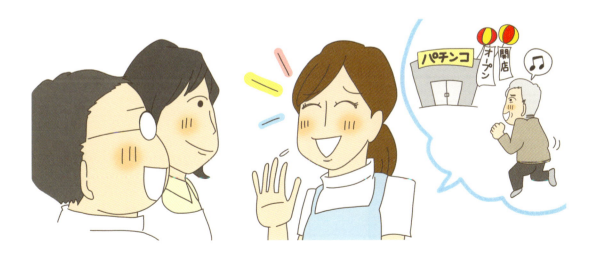

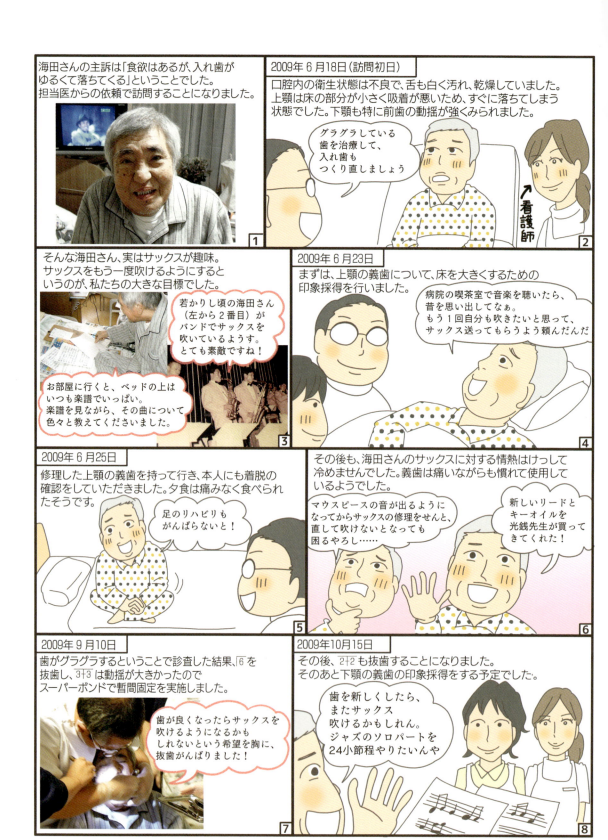

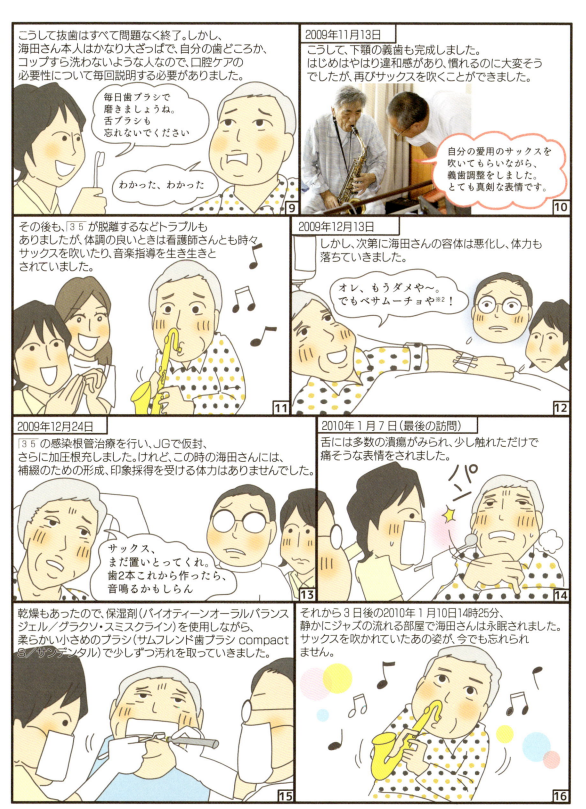

CASE 2 患者さんの置かれた場に応じて、かかわり方が変わる！

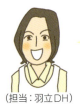
（担当：羽立DH）

今まで元気に通院されていた患者さんが、何らかの理由で来られなくなってしまうことは多々あります。私からは、通院できなくなったあとも現在に至るまでかかわり続けている患者さんのエピソードをご紹介します。

樋場さん（仮名）

年齢・性別
- 1948年2月26日生まれ（現在69歳）の女性。

家族構成
- 夫と、息子1人、娘2人。
- 長女の圭子さん（仮名）はすでに嫁いでいる。実家に通いながら、介護に協力していた。
- 次女の陽子さん（仮名）は両親と同居。日中は保育士として幼稚園に勤務しているため、主に夜間帯の介護を担当していた。

初診時の樋場さんのようす
- 要介護度4（現在は要介護度5）
- 火、木、土はデイサービスを利用している。
- ケーキや揚げパン、飴（純露、カンロ飴）など甘いものが好き。特に、飴は「舐めるものではなく噛むもの」と、すぐにバリバリと噛んでしまう。
- 炭酸飲料も好きで、コーラやコアップガラナを好んで飲んでいた。

初診時の口腔内の状態
- 上顎：4321|1237 が残存歯。他は部分床義歯。
- 下顎：543|2347 が残存歯。他は部分床義歯。

現在に至るまでの経緯
- 2002年頃より、物忘れや手の振戦（ふるえ）が出現し、書字困難となる。
- 2004年頃、レビー小体病と診断される。
- 2007年1月14日　自宅での転倒による右大腿骨の骨折をきっかけに寝たきりとなり歯科訪問診療を受ける。
- 2009年3月、ご主人が2度目の脳出血を発症し認知症が進行、同居中の陽子さんの介護負担が増加する。
- 陽子さんが結婚することになったため、2013年12月19日より市内にある病院の介護型療養病棟に入院。

在宅医との連携
- 市内で開業している外科医が在宅担当医であった。2週間に1度の訪問にて全身管理とカニューレ交換、月に1度のバルーン式のPEG交換（**図10-2**）をやってもらっていた。樋場さんが在宅で療養していた頃は在宅担当医と連携も行えていた。

図10-2 PEGを内視鏡で確認中

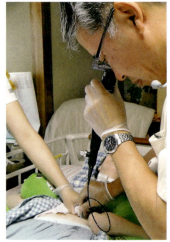

PEG（バルーン型）交換しているところを、快く見学させていただいた。写真は、交換後、主治医が内視鏡で確認しているところだが、私たちにも内視鏡をのぞかせてくれた。私たちが訪問診療をする日は、ケアマネや主治医の訪問日でもあり、お互いに顔を合わせて直接情報交換を行うなど、とても良い関係が築けている。

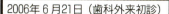

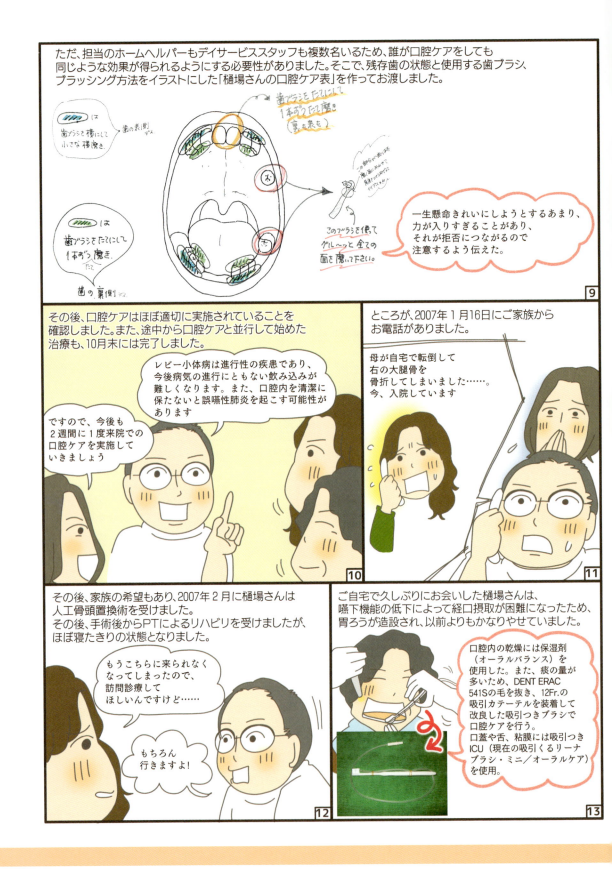

また、頸部伸展による開口状態と廃用性変化の予防のため、口腔リハ（マッサージ）のメニューを作り、口腔ケア前に行うことにしました。

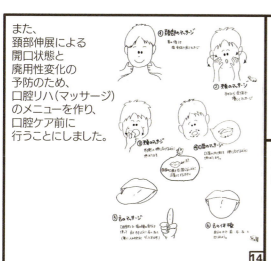

14

さらに、枕の上号程度のところまで薄めのクッションを入れ、顎を引いて少しうつむく感じの位置に調整しました。こうすることで、唾液の嚥下時に口唇閉鎖がしやすくなり、開口状態による口腔乾燥を予防できます。

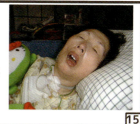

15

その後も口腔ケアを続けられ、在宅で過ごされていましたが、2008年6月3日に肺炎を発症されました。
4ヵ月入院した後、気管切開し、同年10月に在宅へ戻られました。

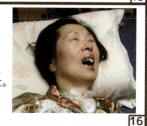

16

この頃、口腔ケア実施後、覚醒状態が良く、痰の量が少なく飲み込みの良いときに、綿球にジュースを浸して口唇を濡らしたり、ガーゼに包んだ飴をなめてもらい、味を楽しんでいただいていました。

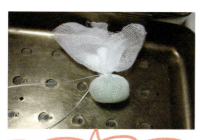

誤飲しないように、飴を包んだガーゼをデンタルフロスできつく縛り、ご家族が手に持つように伝える。また、味覚を楽しんだ後の口腔ケアも忘れずに行う。

17

樋場さんの介護は、同居している次女の陽子さんも積極的に行っていました。

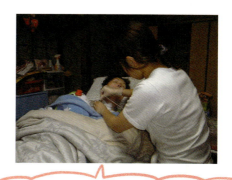

勤務先の幼稚園から帰宅後、母親の痰の吸引をしている陽子さん。

18

しかし、その後も入退院を繰り返すうちに、レビー小体病の進行により、樋場さんの口腔機能はさらに低下していきました。変化があったのは樋場さんだけではありません。

先日、父も脳出血で入院してから、両親ともに介護が必要となりました

それで今は、私も泊まり込みで夜も介護を手伝うようにしています

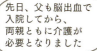
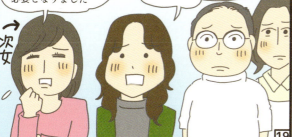

19

2013年12月、陽子さんが結婚することになったため、樋場さんは市内の病院の介護療養型病棟へ入院しました。現在も、週に1度、口腔ケアのため病室へ訪問させていただいています。

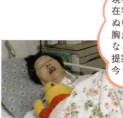

現在の樋場さんのようす。在宅担当医から「脇の間にぬいぐるみを入れることで、胸が広がり呼吸がしやすくなるのではないか」という提案をされて以来、今もその習慣を継続している。

20

本事例からの学びどころ

担当歯科衛生士（津谷DH）から

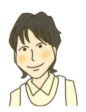

患者さんの希望に添えるよう、口の中の環境をきれいに保ち、食べる楽しみを少しでも長く維持できるようにしたいです。

❀❀ 口腔に問題が起こる原因もさまざまであるため、情報共有は不可欠

　当院では、訪問診療でかかわっていた函館おしま病院に2004年4月にホスピス病棟が開設して以来、エンド・オブ・ライフケアの時期を過ごされている方の口腔管理を担当しています。ホスピス病棟には、酸素の使用や鎮痛薬などさまざまな影響によって、口腔内が乾燥し不衛生になりやすく、口内炎も生じやすいうえに、急激な体重の変化で義歯が合わなくなるなど、口腔に問題を抱えている方が大勢いらっしゃいます。このように、患者さんそれぞれで問題の背景が異なるため、他職種との情報共有は欠かせません。

　同病院では、通常ナースステーションと呼ばれる場所を「チームステーション」と呼んでいます（図10-3）。ここで、患者さんに行った処置や会話の内容の中で必要な情報を、記録簿に記入し、**多職種がチームとしてできるだけ一緒に情報を共有し、確認できるようにしています**。そのうえで、私たちは歯科衛生士として、患者さん一人ひとりに適した日常的な口腔ケアの方法や口腔内の保湿方法について担当の看護師さんに直接指導し、実施してもらっています。

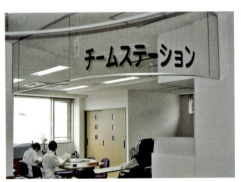

図10-3　チームステーション
函館おしま病院では、いろいろな職種が集まってカルテを書いたり、意見交換したりする場所として「チームステーション」と名付けている。

❀❀ 口から食べられるようになることで、生きる意欲にもつながる

　今回訪問した海田さんと小西さんは、それぞれ義歯を修理して食べられるようになったことで、生きる意欲も取り戻されました。海田さんは「若い頃やっていたサックスをもう一度吹きたい」と練習を始め、パチンコにも出かけて目を輝かせていました。

　楽しそうに話をされていた時の表情が忘れられません。小西さんも、一時は回復して近くのスーパーで好きな物を買って食べることができました。そして、最期の時がせまった私たちの訪問の日には、大好きな豆大福を召し上がってくれました。

この体験を通して、好きなものが食べられるようになったり、好きなことができるようになることは、患者さん自身はもちろん、ご家族の喜びや希望にもつながることを実感しました。まさに**生きる力に直結するのが口腔**だと思います。

患者さんに無理をさせずにケアをすることが大切

今回のお2人においても、何度か訪問させていただくたびに、体力が目に見えて落ちてきて、今まで好んで食べていたものが食べられなくなり、次第に意欲も失われていきました。こうしたようすを目の当たりすると、何と声をかけて良いものかと戸惑うこともありました。その日によって、体調が良い時もあれば、悪い時もあるため、口腔内のケアも満足にできず、汚れたままで過ごされた時もあったようです。口腔ケアの必要性を本人や看護師さんに説明するのはもちろん必要ですが、それと同時に、無理に口腔ケアを実施していただくのではなく、患者さんの体調を考え、その時のその人に合ったケアを指導し行っていただくことが大切だと学びました。体力が低下してくると、長時間の治療や口腔ケアは本人にとって苦痛になるので、時間をかけず迅速に、かつていねいにケアを行い、他の方々にも協力していただきながら続けていくことが大事だと思います。

時間が限られているからこそ、その時にできる最善を尽くす

エンド・オブ・ライフケアの時期にいる患者さんは、病気に対する不安や死への恐怖などにより、日によってつねに気持ちが変化しています。患者さんに初めてお会いした時は、まずその方がどんな気持ちでいるのか、またどんな痛みを抱え、どんな要望があるのかということに耳を傾けることが大切だと思います。そしてその中で、その人が今まで生活してきた数十年という人生の最期に、その方にとって実現可能な、ほんのささいな夢を叶えられるように、歯科医療従事者として何ができるのかをいつも探っていくことが、この時期は特に必要だと思います。

患者さんに残された時間は限られています。**今日お会いできても、次週またお会いできるとは限りません**。そのため、できるだけ患者さんやご家族の希望に添えるよう、**その時できる最大限の治療**を行います。それでも、「亡くなった」という連絡を受けると、「これで良かったのか」「間違っていなかったか」といつも考えてしまいます。これからも、患者さんが安心し穏やかに過ごせるようなケアを勉強し、継続していきたいと思います。

エンド・オブ・ライフケアとは

「エンド・オブ・ライフケア」（次ページ**表10-1**）は、人生の終焉を迎える時期のケアを指し、同じような言葉として「ターミナルケア」「ホスピスケア」「緩和ケア」などがあります。いずれの言葉も、人生の最期を迎える方達に対して、痛みや嘔吐、呼吸苦などの身体的苦痛や精神的、社会的、霊的苦痛（次ページ**図10-4**）を緩和軽減して、人生の質、生活の質を維持向上し、本人が望むとおりに過ごすことの支援を目的としている点では同じです。

ただし、2002年にWHO（世界保健機構）から出された「緩和ケア」の定義では、がんと診断された早い時期から介入することが望ましいとされているのに対し、ホスピスケアやエンド・オブ・ライフケアでは、病気が治る可能性がなく、数週間から半年で死を迎えると予想される時期に提供される点で異なります。さらに、厚生労働省では緩和ケアの診療対象を原則としてがんと後天性免疫不全症候群（AIDS）と定めていますが、エンド・オブ・ライフケアでは、がんだけでなく老いや虚弱などの他、非がん疾患も対象とし、死を日常の延長のこととして捉える点で違いがあります。

在宅では、がん末期の患者さんばかりでなく、認知症や虚弱の高齢者の他、筋萎縮性側索硬化症（ALS）、進行性核上性麻痺、パーキンソン病などの進行性の神経難病でまさに人生の終焉を迎えようとしている方にもお会いすることから、今はこの言葉を使っていますが、最近は「ホスピス緩和ケア」という言葉が使われているようです。いずれにしても「ケア：Care」には、介護・世話・保護するなどばかりでなく「思いやる」という意味があることを忘れないでほしいものです。

表10-1 エンド・オブ・ライフケアの定義
がんに加えて非がん疾患も対象に含むこと、生命を脅かす疾患だけでなく、老いや虚弱といった高齢者ケアを含めることを明確に意図した言葉である。

> 『人生の終焉を迎える直前の時期の患者へのケア』（Dr. Kathleen M Foley）
> "人生の終焉は誰にでも訪れ、終焉の原因（死因）が病気のことが多く、しかも原因となる最近の病気の多くは長い経過をとる。そのような最期の日々の痛みや苦しみを十分に治療され、本人が望むとおりに過ごせるように支援する"

図10-4 「緩和ケア」が対象とする苦痛
全人的苦痛の定義。さまざまな苦痛が絡み合っている。

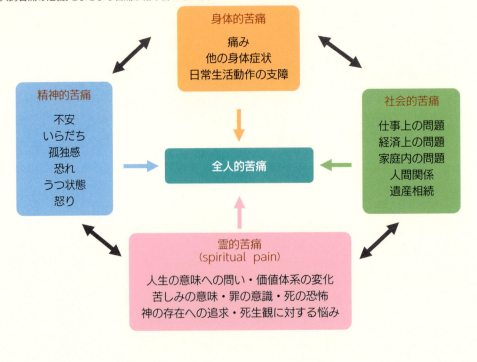

担当歯科衛生士(羽立DH)から

口腔内だけにとらわれず、生活全体を診ることでより良いサポートの提供につながると考えます。

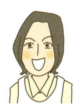

本人・家族の変化にともない、必要な対応や支援も変わってくる

今回ご紹介した樋場さん(レビー小体病)のように、進行性の疾患の方は、通院から在宅、そして施設へと生活の場が変化することがあり、時間の経過とともに今までできていたことができなくなってきます。たとえば樋場さんも、初めて出会った11年前には、周囲に支えられながらも自立歩行での通院ができていましたが、その後病気の進行によって歩行が不安定となり、転倒し骨折したことをきっかけに寝たきり状態になりました。口腔の状態についても、ご自分で衛生管理ができなくなり、食べることや話すことも難しくなったりと、日々状況が変わっていきました。その点から、**その時々の状況に合わせた対応と、その場その場で日常生活を支える方たちとの協力が欠かせない**と考えます。

また、ご主人が脳出血を繰り返したことで認知症を発症し、症状の進行にともない娘さんたちの介護負担が増すこととなりました。その後、マンガでもご紹介しましたが、樋場さんは介護療養型病棟に入院することとなりました。このことから、樋場さん自身の身体状況の変化ばかりでなく、それを支える家族の生活の状況によって、**必要なサポートの内容も変化してくる**ことを学びました。

日々の口腔ケアを行う人たちとの信頼関係構築が不可欠

口腔ケアは、日々継続されなければ効果は期待できない点から、患者さんの日常生活を支えている方たちの協力が欠かせません。今回、樋場さんの娘さんたちが口腔ケアに対して大変熱心で、ヘルパーさんやデイサービススタッフへの協力を呼びかけ、当院への来院のスケジュール調整なども行ってくださいました。また、在宅療養中は、ケアマネや在宅主治医と直接顔を合わすことで情報交換ができ、患者さんの状況に合わせたサービスの提供につなげられたと思います。

一方、現在樋場さんが生活される介護療養型病棟では、ただでさえ病院スタッフの日常業務が多いうえに、突発的なことが発生することもあるため、1人の患者さんの口腔ケアに時間をかけることは難しいです。また、スタッフ一人ひとりのテクニックや知識、意欲によっても、患者さんの口腔内の状況が変わります。したがって、**それぞれの職種について理解を深め、信頼関係を築くことが大切**だと考えます。

担当歯科医師（光銭DR）から

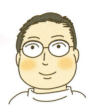

今、歯科衛生士に求められているのは、寝たきりや障害のある高齢者のお口の管理です。

歯科医院での診療と歯科訪問診療の違いをまず念頭に置こう

　歯科医院では、義歯を装着すれば、ほとんどの方は噛んで食べられるようになります。しかし、歯科医院の外に出て、寝たきりや麻痺のある方、認知症の方と出会うと、**噛めても飲み込めずにいつまでも口腔内に食べ物が残っているなど、歯科医院では経験できないこと**に出会います。

　また、特に在宅の治療は、患者さんの生活のなかに入って行います。そこには当然のことながら、他人の家に上がり込むときの基本的なルールを守るのはもちろんですが、患者さんの日常生活を支えるホームヘルパーさんなどの介護職やかかりつけ医、訪問看護師など他の医療職もかかわることから、**歯科医療を通して患者さんの生活を支えるという意識が必要**になります。

「食べる行為」の障害を改善する治療やケアが歯科に求められる

　高齢化にともなって、介護を必要とする高齢者が増加し、中でも**「食べる行為」の障害**を持った方も増えてきます。また、現在日本の60歳以上の20％、施設に入所している高齢者の男性42.8％、女性39.4％、特に85歳以上の男性では56％、寝たきりの方では60％以上が**低栄養**と報告されています（独立行政委員法人国立健康・栄養研究所調べ）。施設や病院で、管理栄養士が栄養状態を管理しているのに低栄養が多い背景には、**残食**があります。そして残食の原因として、「食べる行為」の障害や食べる意欲の低下が潜んでいます。そのため、超高齢社会の歯科医療では、**行った治療が食べる行為に結びつかなければ意味がなく**、治療によって回復した口腔機能が十分に生かされる食形態や食事方法、姿勢などの環境を考える必要があります。そこで重要なのが多職種連携です。

日々の生活では、さまざまな要因で「食べる行為」が妨げられる

　たとえば、ある高齢者が転倒により骨折して手術が必要になったとします。たまたま年末で手術ができず、放置されました。年が明けてから手術を受けた結果、骨折は治癒したものの、認知症が進行して見当識障害[*18]がみられ、口に食べ物を入れても飲み込まず、ほとんど寝たきりの状態になってしまいました。はたしてこれで治ったと言えるのでしょうか。

　この例と同様に、**生活のなかでは摂食・嚥下や咀嚼も「食べる」という行動の一部でしかない**のです。視力障害や上肢の運動器障害、認知症、口腔周囲筋の麻痺、口腔乾燥も食べる行為の障害になります。さらに、嚥下に関する筋肉の廃用性変化や、うつなどによる食べる意欲の低下も食べる行動の障害になるのです。この点から、生活の一部としての食べる行動の障害には、多くの職種がかかわって対応していく必要があるのです。

歯科衛生士の力が今後増える医療介護関連肺炎を予防する

　現在、日本人の死因の第3位は脳血管疾患に代わって肺炎となり、80歳以上の肺炎のほとんどが**誤嚥による肺炎**であると報告されています。中でも85歳以上の高齢者の肺炎による死亡率は若年成人の1,000倍以上で、90歳の男性に限っては死因の第1位です。

　2011年に日本呼吸器学会から「医療介護関連肺炎治療ガイドライン」が出されました。その中で、誤嚥性肺炎の予防や治療に口腔ケアが有効だとするエビデンスが示され、嚥下障害・義歯不適合を含む歯の噛み合わせ障害・口腔乾燥と関連性があることも掲載されました。この点からも、高齢者の肺炎予防に歯科衛生士が果たす役割は今後ますます大きくなると考えます。

人生の最終段階へのかかわりも歯科には求められている

時代とともに歯科医療のニーズも変わっている

　私が歯科訪問診療を始めた当初、依頼のほとんどは家族や担当医師からでした。しかしここ数年、特に介護保険制度が施行されてからは、ケアマネや訪問看護師など、いろいろな職種からの依頼が多くなりました。また、依頼目的も、義歯にかかわるものはもちろんですが、「噛めても飲み込めない」「唾液や食べたものが口からこぼれる」、また時には「誤嚥性肺炎が疑われるので診てほしい」など、口腔ケアに目が向けられるようになってきました。

　さらに最近は、人生の最期を自分の家やホスピスで迎えたいと希望する患者さんも増えています。がんは日本人の死因の第1位ですが、がんの進行にともなって倦怠感・食欲不振・不眠といった身体的苦痛、仕事・家族への心配や経済的不安といった社会的苦痛、死への不安・孤独感・怒りといった精神的苦痛、そして「これでも生きている意味があるのか」「なぜこんな苦しい目にあうのか」といった霊的苦痛など、身体的にも精神的にも悩みが絡み合います（P.174図10-4）。また、終末期は昨日できていたことが今日できなくなる時期でもあります。と同時に、体重の急激な変化にともなう義歯の不適合や服薬による口腔乾燥、口腔カンジダ症や味覚異常など、口腔に関する訴えも多くなってきます。

限られた時間の中、少しでも生きる意欲を引き出してあげたい

　「生きとし生けるものに死は必ず訪れる」といいますが、生きることと死ぬことを同時に支えるこの時期に、歯科医療従事者として何ができるのでしょうか。また、比較的若い患者さんで神経難病などの疾患を抱えているものの、知的に問題のない方は、今の自分が置かれている現実を受け入れているとはいえ、多くの悩みを抱えていて、しばしば相談を受けることがあります。訪問診療で生活の場に入ると、いろいろな場面に出合いますし、多職種の方やご家族とお会いすることで、歯科医院ではできないさまざまな経験をします。こうした「人生の最終段階＝エンド・オブ・ライフケアの時期」に、ホスピスや在宅で歯科としてどのように対応すればよいのか、まだまだ確かなものはありません。しかし、多くの方が口腔内に何らかの問題を持っている現実を目の当たりにしたとき、その苦痛を取り除き、少しでも口から食べること、味わうことで、生きる意欲を失いそうな方や生きている意味を見失いそうな方の意欲を引き出せればと考えています。そして、**この時期の患者さんに対応できて初めて生涯を通した歯科医療が構築される**と思います。

地域で療養する患者さんを診れてこそ、信頼される

　介護職や他の医療職の方から、「この患者さんの口の中を診てください」「口腔ケアの方法を教えてください」と依頼されたとき、もし皆さんが「できません」と言ってしまったら、口腔の専門家であるはずの歯科衛生士はどう思われるでしょうか。歯科医院に通院されている患者さんのブラッシング、スケーリング、ポリッシングはできてあたりまえです。

　しかし、今後増えてくる在宅の寝たきりの方や認知症の方、死を目前にした方々の口腔を清潔に保つことや、麻痺や拘縮により「食べる行為」に障害のある患者さんに歯科医師から指示された器質的口腔ケアや機能的口腔ケアができなければ、歯科衛生士の社会的信頼度は上がらないと思います。

歯科衛生士の可能性は今後ますます広がっていく

　これから歯科衛生士を目指す学生や、今後歯科訪問診療に携わろうとしている歯科衛生士のみなさん。今、歯科医療に求められている大きな問題は何でしょうか。日本は急速な勢いで超高齢社会を突き進んでいます。それにともなって自分の口腔の衛生状態を維持できない方や食べることに障害を持つ方が多くなってきます。

　今、自分の職域がどんどん広がってきていること、介護職や他の医療職からの期待がますます大きくなっていること、歯科衛生士の仕事が患者さんのADLはもちろん人生の質にも影響を及ぼすこと、そして障害をもった高齢者や終末期の方々が生き生きと生活できるように支える、大きな力になることを、どうか理解していただきたいと思います。

> **樋場さんのその後**
>
> ### わずかな進行は認めつつも、安定した状態を保つ
>
> 　現在も介護病棟にて入院療養中で、大きな病状の変化はなく状態は安定しています。しかし、声かけにてまぶたに動きはあるものの、開眼が少しずつ困難になってきていることから、症状には多少の進行を認めます。
>
> 　二人の娘さんは入院以来、ほぼ毎日顔を見に来てくれているそうですが、最近では、結婚した次女の陽子さんにも赤ちゃんが誕生し、お孫さんとの賑やかで楽しい時間を過ごしているようです。

うちの医院のこだわり・アイデア集

家族の負担を増やさない配慮を

特に在宅は、患者さんやご家族が生活する場であることから、家族の介護負担を増やさないように考慮する必要があります。できるだけ患者さんの家の物は使わずにタオル類などは自院の物を持参したり、切削片で床を汚さないように両手を通す穴を開けたゴミ袋も用意します。

必ず事前連絡を入れる

よそのお家に伺うときには連絡をしてから訪問するように、患者さんを訪問するときにも、大体何時ころに伺えるか、体調はどうかなど、事前に電話連絡してから伺うようにしています。基本的なことですが、そのことでご家族や他の介護職が外から入る私たちを受け入れる準備ができますし、日常生活の中には他人に見せたくないものもあると思うからです。また経管栄養の方では、栄養剤注入の時間を事前に避けることもできます。

万が一の状況まで想定して、持ち物は念入りにそろえる

在宅での治療は、診療室と違ってすべての器具や材料が揃っているわけではありません。したがって、充填処置でも、抜髄の比較的容易な抜歯でも、止血困難を予測して考えられる事態に対応できるように準備します。毎回忘れ物はないか、これは必要かどうかなど確認する際はいつもドキドキしてしまいます。たまに忘れることもありますが……。

ムダ話と決めつけない

治療終了後、定期的な口腔ケアを必要とする患者さんは多くいらっしゃいます。特にエンド・オブ・ライフケアの時期には、患者さんが子どものころ育った場所や食べ物の話など、他愛のない話をしてくることがあります。しかしこのことが患者さんの精神的な安定につながると考えています。

用語解説

P.46　＊1　トロンボテスト
ビタミンK依存性凝固因子（Ⅱ、Ⅶ、Ⅹ因子）活性を総合的に測定し、抗凝固薬（ワルファリン）のコントロール状態を知るための検査法。ワルファリンを服用している患者は、おおむね8～15％前後にコントロールする（服用していない人の正常値は70～130％）。最近はワルファリン服用者にはPT-INRを出血傾向の予備検査として用いられる（正常値は1.0、ワルファリンコントロール値の目標値は1.5～3.0、高齢者では1.5～2.5）。

P.57　＊2　日常生活動作（ADL）
食事、更衣、移動、排泄、身支度、入浴などの日常生活を営むうえで不可欠な基本的行動。

P.66　＊3　オーラル・ディアドコキネシス
口腔機能（特に口唇、舌）の巧緻性（どの程度器用に動かせるか）、および速度を評価する方法。「パ」「タ」「カ」の単音節を、それぞれ10秒間ずつできるだけ早く発音することを繰り返させ、1秒あたりの発音回数を測定する。

P.66　＊4　ブローイング検査
水を入れたコップにストローを差し込み、ブクブクと泡立てるようにストローを吹くことで、鼻咽腔機能を評価する方法。鼻咽腔機能が障害されると、発話時の開鼻声（鼻にかかったような声）や嚥下時の鼻腔逆流が起こる。この検査自体が訓練になる。

P.68　＊5　BRONJ
骨粗鬆症などに使用されるビスフォスフォネート関連薬剤による顎骨壊死で、同薬剤長期投与による骨代謝異常に起因する医原性疾患であると考えられる。現在は同様の薬を一括して薬剤関連顎骨壊死（MRONJ）と呼ばれる。

P.72　＊6　サルコペニア
加齢性筋減弱症。進行性および全身性の骨格筋量および骨格筋力の低下を特徴とする症候群。筋肉量の低下を必須項目とし、筋力または身体能力の低下のいずれかがみられる。

P.83　＊7　アイスマッサージ
嚥下機能を維持するための訓練。割り箸を半分程度に切ったものにカット綿を巻き付け、水をしみ込ませて凍らせる（アイス棒）。このアイス棒に水分をつけ、軟口蓋や舌根部を刺激し、綿棒の刺激・水の刺激・氷の温度の刺激で嚥下を誘発する。

P.85　＊8　RSST
反復唾液嚥下テスト。嚥下機能を測定する方法の1つ。30秒間に唾液を飲みこむ回数から機能を評価する。3回未満の場合は、嚥下機能の低下が疑われる。

P.85　＊9　改訂水飲みテスト
ティースプーン1杯程度（3cc）の冷水を嚥下させて、嚥下の有無、嚥下時のムセ、嚥下後の呼吸・声質の変化を評価する方法。判定基準は評点1から5までに分類される。

P.89　＊10　フードテスト
ティースプーン1杯程度（3～4g）のプリンなどを嚥下させて、その後の状態を観察する方法。

P.107　＊11　MRSA
メチシリン耐性黄色ブドウ球菌。抗生物質メチシリンに対する薬剤耐性を獲得した黄色ブドウ球菌である。

P.107　＊12　血清アルブミン
血清に含まれているたんぱくの主成分の1つ。3.9～4.9g/dlが基準値で、基準値より低い場合を栄養不良とみなす。

P.111　＊13　咳訓練
口腔・咽頭・喉頭内の貯留物（痰等）の排出を効率的にできるようにするために行う訓練。「ゴホン」と咳がうまくできない患者には、随意的に咳を指示して咳嗽力をつける。最初から咳をするのが難しい場合は、「深呼吸⇒深呼吸の際にいったん息を止めてから吐く⇒深呼吸の際にいったん息を止めてから咳をする」のように段階的に行う。副次的効果として腹筋・声門閉鎖・鼻咽腔閉鎖機能の強化も期待できる。

P.135 *14 **痂皮**
口唇や粘膜の上皮が強く乾燥することによって、ひびわれやかさぶたになった状態。

P.142 *15 **口腔衛生管理体制加算、口腔衛生管理加算**
歯科医師および歯科医師の指示を受けた歯科衛生士が月に1回以上施設内の介護職員に口腔ケアに係る技術的助言・指導（＝「口腔衛生管理にかかわる助言内容」）や「口腔ケア・マネジメント計画書」を作成する等の取り組みに対して算定される。

P.146 *16 **多系統萎縮症**
神経変性疾患の1つ。多くの体内機能を制御している脳や脊髄に変性が起こるため、筋肉が硬直する、運動障害・協調運動が喪失される、体内機能（血圧や膀胱の制御など）の障害が起こるなどの症状が出てくる。発症率は、女性より男性のほうが2倍高く、50歳代で発症することが多い。有効な治療法はなく、簡単な対策と薬で症状を和らげる程度で、最終的には死に至る。

P.151 *17 **JCS**
Japan Coma Scale。日本で主に使用される意識障害の深度（意識レベル）分類。
Ⅰ：覚醒している状態（1桁の点数で表示）
→0：意識清明
Ⅰ-1：見当識は保たれているが意識は清明でない：(1)
Ⅰ-2：見当識障害がある：(2)
Ⅰ-3：自分の名前・生年月日が言えない：(3)
Ⅱ：刺激に応じて一時的に覚醒する（2桁の点数で表示）
→Ⅱ-1：普通の呼びかけで開眼する：(10)
Ⅱ-2：大声で呼びかけたり、強く揺すると開眼する：(20)
Ⅱ-3：痛み刺激を加えつつ、呼びかけを続けるとかろうじて開眼する：(30)
Ⅲ：刺激しても覚醒しない（3桁の数字で表示）
→Ⅲ-1：痛みに対して払いのけるなどの動作をする：(100)
Ⅲ-2：痛み刺激で、手足を動かしたり、顔をしかめたりする：(200)
Ⅲ-3：痛み刺激に対しまったく反応しない：(300)
このほか、R（不穏）・I（糞便失禁）・A（自発性喪失）などの付加情報などを付ける。「JCS Ⅲ-200-I」（刺激に対する覚醒度は、痛み刺激を加えると反応し糞便失禁があるという状態）などと表す。

P.176 *18 **見当識障害**
認知症の中核症状のひとつで、時間や季節がわからなくなる、今いる場所がわからなくなる、人がわからなくなるなどの障害。

要支援状態・要介護状態

要支援状態		日常生活上の基本的動作については、ほぼ自分で行うことが可能であるが、日常生活動作の介助や現在の状態の防止により要介護状態となることの予防に資するよう手段的日常生活動作について何らかの支援を要する状態
要介護状態		日常生活上の基本的動作についても、自分で行うことが困難であり、何らかの介護を要する状態
	要介護1	要支援状態から、手段的日常生活動作を行う能力がさらに低下し、部分的な介護が必要となる状態
	要介護2	要介護1の状態に加え、日常生活動作についても部分的な介護が必要となる状態
	要介護3	要介護2の状態と比較して、日常生活動作及び手段的日常生活動作の両方の観点からも著しく低下し、ほぼ全面的な介護が必要となる状態
	要介護4	要介護3の状態に加え、さらに動作能力が低下し、介護なしには日常生活を営むことが困難となる状態
	要介護5	要介護4の状態よりさらに動作能力が低下しており、介護なしには日常生活を営むことがほぼ不可能な状態

(厚生労働省，平成14年度老人保健健康増進等事業実施要綱(案)より引用)

障害高齢者の日常生活自立度(ADL)の判定基準

分類	ランク	判定基準
生活自立	J	何らかの障害等を有するが、日常生活はほぼ自立しており独力で外出する 1…交通機関等を利用して外出する 2…隣近所なら外出する
準寝たきり	A	屋内での生活はおおむね自立しているが、介助なしには外出しない 1…介助により外出し、日中はほとんどベッドから離れて生活する 2…外出の頻度が少なく、日中も寝たり起きたりの生活をしている
寝たきり	B	屋内での生活は何らかの介助を要し、日中もベッド上での生活が主体であるが、座位を保つ 1…車いすに移乗し、食事、排泄はベッドから離れて行う 2…介助により車いすに移乗する
	C	一日中ベッド上で過ごし、排泄、食事、着替において介助を要する 1…自力で寝返りをうつ 2…自力では寝返りもうたない

(平成3年11月18日 老健第102-2号 厚生省大臣官房老人保健福祉部長通知より引用)

認知症高齢者の日常生活自立度(ADL)の判定基準

レベル	判定基準
I	何らかの認知症を有するが、日常生活は家庭内および社会的にほぼ自立している状態。基本的には在宅で自立した生活が可能なレベル
IIa	日常生活に支障をきたすような症状・行動や意思疎通の困難さが家庭外で多少見られても、誰かが注意していれば自立できる状態
IIb	日常生活に支障をきたすような症状・行動や意思疎通の困難さが家庭内で見られるようになるが、誰かが注意していれば自立できる状態
IIIa	日常生活に支障をきたすような症状・行動や意思疎通の困難さが主に日中を中心に見られ、介護を必要とする状態
IIIb	日常生活に支障をきたすような症状・行動や意思疎通の困難さが夜間にも見られるようになり、介護を必要とする状態
IV	日常生活に支障をきたすような症状・行動や意思疎通の困難さが頻繁に見られ、常に介護を必要とする状態
M	著しい精神症状や周辺症状あるいは重篤な身体疾患が見られ、専門医療を必要とする状態

(平成18年4月3日 老健第135号 厚生省老人保健福祉局長通知より引用)

表紙イラスト　　鯰江光二
表紙デザイン　　奥村健志（株式会社下北沢デザイン研究所）
中面イラスト　　ひらたともみ、石川綾子、山田タクヒロ

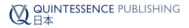

診療室からシームレスにかかわり続ける
全国10医院の歯科訪問診療

2017年8月10日　第1版第1刷発行

編　著　者　　米山武義

著　　　者　　一瀬隆子／大木はるみ／小田見也子／小野哲嗣／北村紀子／
　　　　　　　光銭裕二／小玉　剛／近藤匡晴／榊原千明／白鳥和枝／
　　　　　　　髙橋　啓／髙屋　茂／恒石美登里／角町正勝／坪　利佐／
　　　　　　　津谷友季子／野末典子／羽立幸子／花形哲夫／早川真由美／
　　　　　　　細野　純／森田　薫／森田一彦／山田みほ／吉弘　幸／
　　　　　　　米永一理

発　行　人　　北峯康充

発　行　所　　クインテッセンス出版株式会社
　　　　　　　東京都文京区本郷3丁目2番6号　〒113-0033
　　　　　　　クイントハウスビル　電話(03)5842-2270(代表)
　　　　　　　　　　　　　　　　　(03)5842-2272(営業部)
　　　　　　　　　　　　　　　　　(03)5842-2278(編集部)
　　　　　　　web page address　http://www.quint-j.co.jp/

印刷・製本　　サン美術印刷株式会社

Ⓒ2017　クインテッセンス出版株式会社　　　　禁無断転載・複写
Printed in Japan　　　　　　　　　　　　　落丁本・乱丁本はお取り替えします
ISBN978-4-7812-0573-1 C3047　　　　　　　定価は表紙に表示してあります

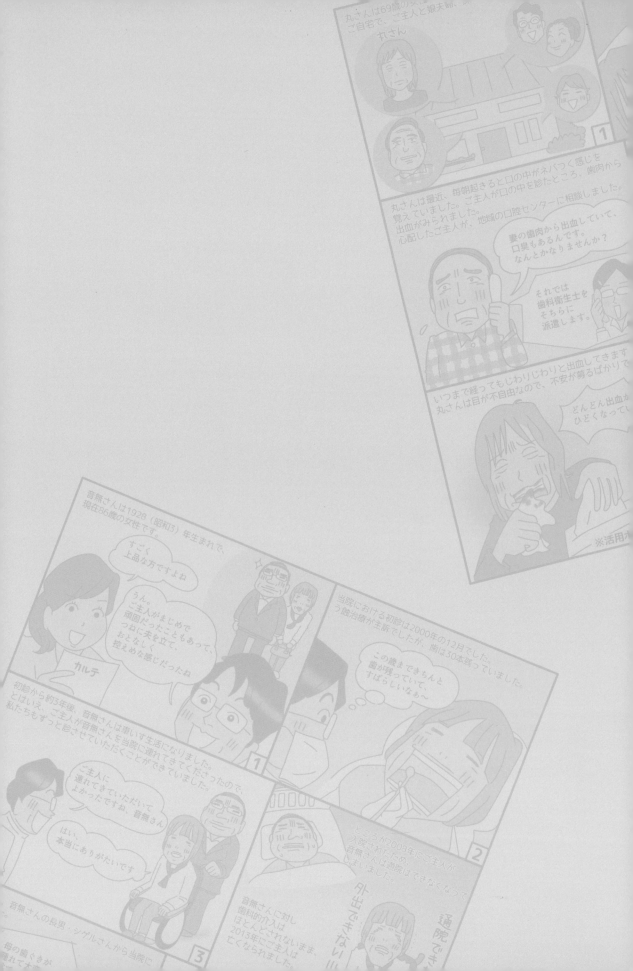